Radiologia Intervencionista
De Vias Biliares

Radiologia Intervencionista De Vias Biliares

Dr. Luis Ramos Méndez Padilla

Para realizar pedidos de este libro, contacte con:
Palibrio
1663 Liberty Drive
Suite 200
Bloomington, IN 47403
Gratis desde EE. UU. al 877.407.5847
Gratis desde México al 01.800.288.2243
Gratis desde España al 900.866.949
Desde otro país al +1.812.671.9757
Fax: 01.812.355.1576
ventas@palibrio.com
439029

PREFACIO

El último medio siglo ha sido testigo de los grandes avances en el campo del intervencionismo percutáneo guiado por imagen gracias a los esfuerzos de pioneros tales como Seldinger, Dotter, Amplatz, Gruntzig y muchos otros que ayudaron a impulsar a la especialidad de sus humildes orígenes basada en una aguja, guía y catéter a la gran variedad de métodos y tecnologías disponibles en la actualidad. Estos esfuerzos se vieron potenciados en gran parte por los tremendos avances tecnológicos en imagenología, y a los innumerables dispositivos y sistemas desarrollados para la realización de estos procedimientos.

La experiencia notable de la Unidad de Radiología Intervencionista del Hospital General de la Ciudad de México dirigida por el ilustre maestro Don Luis Ramos Méndez, es el origen de este libro valioso sobre el manejo percutáneo de los problemas de las vías biliares.

La realización de una obra medica comprensiva y que presenta el "estado del arte" sobre una materia determinada es una empresa formidable. El Maestro Ramos Méndez nos presenta con ejemplar tesón y con la autoridad de su vasta experiencia y su concepción académica y científica del ejercicio profesional una gran obra monotemática sobre el manejo de los problemas del tracto biliar.

Con el desarrollo y empleo generalizado de las técnicas de cirugía laparoscópica, hemos visto un aumento en la incidencia de los problemas obstructivos de las vías biliares, los cuales en el pasado eran fundamentalmente limitados a la obstrucción por litiasis o a obstrucción tumoral de la misma. El intervencionismo no operatorio por medios endoscópicos ha desplazado en la última década en gran parte al manejo quirúrgico y percutáneo en los problemas de la vía biliar. Es sin embargo en la iatrogenia post cirugía laparoscópica en donde tiene sus limitaciones mayores la intervención endoscópica y en donde el intervencionismo percutáneo tiene primacía.

Es aquí en donde el ingenio y capacidad de pensar fuera de lo establecido del Maestro Ramos Méndez, le han llevado a desarrollar nuevos abordajes y metodologías para el manejo de problemas que hasta recientemente eran manejados exclusivamente por el abordaje quirúrgico, como en el caso de la vía biliar accidentalmente seccionada durante la cirugía laparoscópica. El brillante y valiente abordaje descrito por el Dr. Ramos Méndez para la punción "a ciegas" guiada por fluoroscopio del muñón del conducto biliar común hacia el duodeno es uno de esos ejemplos de brillantes avances técnicos desarrollados por el Maestro.

Considero que esta obra magistralmente escrita por el Dr. Luis Ramos Méndez, es una contribución mayor al conocimiento y manejo de los problemas de las vías biliares, los cuales a pesar de los recientes avances en cuanto a métodos de diagnostico y tratamiento por medios endoscópicos del paciente, siguen siendo un gran desafío para el médico tratante.

En mi opinión este libro constituye una revisión única y objetiva de las técnicas intervencionistas utilizadas en la vía biliar muchas de ellas ya descritas en la literatura y otras hasta el momento inéditas diseñadas por el Maestro Ramos Méndez, gracias a la cual el lector podrá adquirir los conocimientos más actuales y profundos en el tópico a discusión.

Serios interrogantes existen en cuanto al manejo racional de estos problemas. El texto del Maestro Ramos Méndez provee muchas respuestas a la luz del conocimiento actual y se constituye en una importante guía para el manejo diagnostico y terapéutico de los problemas de vías biliares en sus diversas presentaciones clínicas.

Por las razones mencionadas este libro será de mucho valor para los médicos tratantes y sobre todo para los médicos en formación y estudiantes de medicina.

Dr. Wilfrido Castañeda Zúñiga.

En memoria de mis padres, hermano y mis hijos Luis y Teófilo.

Con mi más profundo amor a toda la familia con la cual Dios me ha bendecido; a todos mis compañeros con los que he vivido las experiencias que aquí se relatan y sobre todo a mis queridos paciente por la enorme enseñanza que he recibido de ellos.

Dr. Luis Ramos Méndez Padilla.

ÍNDICE

INTRODUCCION

Este texto se realiza en respuesta a la insistencia de muchos compañeros y amigos que me piden escribir un documento de la experiencia personal adquirida en más de 45 años de mi práctica profesional en radiología, hoy llamada intervencionista. En este lapso he tenido la oportunidad de tener la confianza de muchos médicos y colaboradores que me han referido sus pacientes y que al cabo de los años me ha permitido adquirir una mayor experiencia y tener un invaluable material que pongo a su disposición.

Un maestro que tuve, el Dr. Armando Cordera Pastor, nos indicaba que era necesario proporcionar las fuentes de información y que no se "valía" decir "yo creo o yo pienso" y para enfatizarlo nos decía en plan jocoso "qué bueno que son creyentes o son pensantes pero no son sapientes y que era muy necesario en todo caso decir mi experiencia es…

Con referencia a la experiencia adquirida en estos años me permito enunciar las palabras del Dr. Alberto Lifshitz[1] en el editorial de la Revista de la Asociación de Medicina Interna en donde menciona que la empiria "es experiencia y, como tal, es el fundamento de la excelencia en cualquier disciplina. Empírico designa, en primer lugar, la especie de saber que se adquiere por la práctica."

"Lo empírico es lo práctico, lo observable, lo sensible, lo objetivo, lo comprobable, lo valido, lo factual, el producto de la experiencia, lo vivido, y no necesariamente lo anticientífico, lo irreflexivo, lo automático, lo casual, lo inadvertido, lo desordenado."

Muchos de los conceptos aquí vertidos son muy personales, pero trato de plasmar la experiencia adquirida.

Es sumamente ambicioso el escribir un libro el cual seguramente tendrá una serie de errores los cuales espero sean disculpados por la benevolencia de sus lectores solicitándoles humildemente su crítica para mejorar de ser posible en un futuro intento.

Para iniciar quisiera definir claramente lo que a mi juicio es la Radiología Intervencionista, concepto que considero no está muy claro dentro de la comunidad médica y en particular dentro de la radiológica ya que en muchas ocasiones un estudio invasivo diagnóstico como en una angiografía es confundido como procedimiento intervencionista, a este respecto me permito mencionar conceptos vertidos hace más de 45 años como por ejemplo, Margulis en marzo de 1967 en el editorial del American Journal Roentgenology [2], sugiere emplear el término de Radiología Intervencionista a los procedimientos controlados bajo guía fluoroscópica, predominantemente terapéuticos.

En el manual de Radiodiagnóstico del Dr. Monnier[3] que data de 1982 menciona:

"La radiología intervencionista o terapéutica puede definirse como la utilización de todas estas técnicas permitiendo una identificación muy precisa de los órganos para puncionarlos (estudio radiológico o drenaje de un quiste o de un absceso), para dilatar o desobstruir una arteria (angioplastía endoluminal), drenar vías biliares o urinarias, obturar pedículos arteriales de un tumor, de una malformación vascular o en el origen de un sangrado (embolización arterial terapéutica)".

Los conceptos vertidos por Margulis, el Dr. Monnier y el de Stanley Baum[4] en su editorial del New England referente al futuro de la Radiología y, los artículos de Christos A. Athanasoulis[5],[6] desde principios de los años '80, precisan con claridad lo que es la Radiología Intervencionista, es decir, un procedimiento terapéutico apoyado con equipos de imagen diagnóstica que en la actualidad se incluye dentro de la terapia mínimamente invasiva.

Al inicio del libro del Dr. Kadir[7] presenta una imagen que a mí juicio se presta a confusión porque se plasma al radiólogo intervencionista como el "maestro" que da clase a otros médicos incluyendo al radiólogo diagnóstico, sin embargo yo no lo considero así, ya que mi juicio está dando a conocer a nuestros compañeros y en general a comunidad médica los diferentes procedimientos con los que cuenta la radiología intervencionista para su aplicación a nuestros pacientes.

Los procedimientos de radiología intervencionista vascular ocupan un lugar primordial dentro de la práctica médica siendo pioneros Dotter y Judkins[8], Nusbaum y Baum[9,10], Rosch[11], Grüntzig[12] y Gianturco[13] entre otros, sin embargo la radiología intervencionista visceral y en particular la correspondiente a la vía biliar tiene gran importancia por la patología tan diversa que presenta y el gran número de pacientes que pueden ser beneficiados.

Es demasiado ambicioso abarcar todo lo que es Intervencionismo Radiológico y carezco de experiencia en varias áreas por lo que escribiré del tema en donde he adquirido más experiencia que son las vías biliares.

RADIOLOGÍA INTERVENCIONISTA EN LAS VIAS BILIARES

CONCEPTOS GENERALES

Muchos padecimientos afectan la vía biliar produciendo obstrucción biliar la que puede ser total o parcial ocasionando un incremento en las bilirrubinas séricas con la consecuente ictericia, prurito, acolia y el riesgo de infección por la estasis biliar[14]; la ictericia y el prurito que son sumamente molestos para los pacientes siendo en particular este último tan intenso que los pacientes se sangran por el rascado inevitable, pero lo más importante es el daño hepático que se genera.

Estos síntomas tienden a presentarse tempranamente si el tumor se localiza en el conducto hepático común, o en el ámpula de Váter.

Estas manifestaciones clínicas son ocasionadas por el cáncer del páncreas, de la propia vía biliar o de estructuras vecinas o por procesos no cancerosos a los que se les ha denominado benignos, concepto con el cual no coincido porque tan maligno es uno o el otro ya que si no se trata oportunamente conlleva a la insuficiencia hepática y la muerte.

Los procesos malignos que causan obstrucción de las vías biliares son en orden de frecuencia en nuestro medio:

Carcinoma de cabeza de páncreas.

Carcinoma de conductos biliares.

Carcinoma periampular.

Carcinoma de vesícula biliar.

Carcinoma metastásico.

En los Estados Unidos, se estima se diagnostican al año 20,000 nuevos casos de cáncer del hígado y del tracto biliar[15].

Por procesos no neoplásicos encontramos la litiasis en conductos biliares y los causados principalmente por iatrogenia.

De las cirugías de abdomen la más practicada es la colecistectomía abierta y la laparoscópica con exploración de vías biliares y aunque la tasa de complicaciones es baja ya que oscila entre .5 y 15 %, el número total de cirugías que se practican anualmente son muchas, por ejemplo, en los Estados Unidos se refiere que son aproximadamente 500,000 lo que representa que 50,000 pacientes presenten algún tipo de complicación, secuela quirúrgica que hay que resolver.

Las complicaciones que se presentan derivadas de este tipo de cirugías y en donde la radiología intervencionista puede auxiliar son la obstrucción biliar, sección de la vía biliar, litiasis biliar residual, hemorragia e infección.

Los procedimientos intervencionistas en la obstrucción biliar por cáncer tienen un carácter paliativo cuyo objetivo es mejorar la calidad de vida con mayor sobrevida. Todo el cáncer es curable cuando es detectado en fase incipiente pero cuando un paciente acude al médico por la presencia de ictericia, dolor o masa abdominal palpable es habitualmente no quirúrgico, a pesar del gran avance tecnológico en diagnóstico por lo que el intervencionismo radiológico desempeña un papel preponderante.

En los que no son de origen neoplásico el intervencionismo radiológico es de gran utilidad como paso previo a la cirugía o con un papel francamente curativo.

Antes de entrar en materia, existen varios factores que hay que tomar en cuenta.

La reintervención quirúrgica, recurso que hace poco tiempo era el único que se tenía, llevaba implícito un aumento significativo en la morbilidad y mortalidad con relación a la operación primaria ya que es difícil la identificación de las vías biliares debido fundamentalmente a la alteración anatómica y presencia de adherencias como secuelas de la cirugía, ocasionando incremento en la duración del acto quirúrgico en varias horas más, aun en manos experimentadas. Los grandes avances tecnológicos en los procedimientos de imagen permiten en la actualidad una visualización excelente de las diferentes estructuras anatómicas a pesar de los inconvenientes que ocasiona el proceso adherencial, la obesidad, etc. factores que dificultan el acto quirúrgico.

El recurso endoscópico es una excelente alternativa, sin embargo, cuando el conducto biliar esta seccionado, ligado o cuando el problema lo presenta un paciente al que se le ha efectuado una cirugía bilio entérica, poco o nada puede hacerse desde el punto de vista terapéutico. Otro factor que influye es la longitud y el diámetro del conducto de trabajo del endoscopio, lo que dificulta el manejo de guías y la colocación de prótesis de drenaje biliar de gran diámetro como son las de 16 a 20 de la escala francesa.

Los procedimientos de radiología intervencionista se realizan habitualmente por lo antes mencionado, al fracasar el procedimiento quirúrgico, endoscópico, o ambos. Esta también indicado en pacientes de alto riesgo, edad avanzada, pacientes con derivaciones bilioentérica, alteración del estado general, degradación de funciones vitales e infección biliar con posibilidad de bacteremia.

Otra consideración importante es que la estancia hospitalaria requerida por el procedimiento intervencionista en sí, no excede de 24 a 48 horas, lo que permite abatir costos por este concepto ya que el paciente puede ser controlado en consulta externa. La disminución de la estancia hospitalaria aumenta la capacidad de atención de paciente que así lo requiera.

El diagnóstico inicial de la ictericia obstructiva se realiza por clínica, laboratorio, US, TC e inclusive por IMR, sin embargo pueden pasar inadvertidas pequeñas lesiones como fístulas y obstrucciones parciales, factores que acentúan los beneficios de la colangiografía percutánea que de hecho es la técnica de elección por la excelente imagen diagnóstica que proporciona en general y en particular en las anomalías congénitas, en la evaluación de las anastomosis bilio-entéricas y lo más importante es el paso previo de los drenajes biliares.

Para fines prácticos describiré en primera instancia algo sobre los antecedentes históricos del diagnóstico por imagen en la patología de la vía biliar lo cual es nuestra historia y continuar con el tema en sí que nos atañe.

ANTECEDENTE HISTORICO

Mencionaré a grandes rasgos desde la placa simple hasta los estudios seccionales más recientes y la importancia u obsolescencia de los mismos en el terma que nos compete.

PLACA SIMPLE DE ABDOMEN

Nos proporcionara información únicamente ante la presencia de elementos radiopacos positivos o negativos como son los litos radiopacos y la presencia de aire en vías biliares.

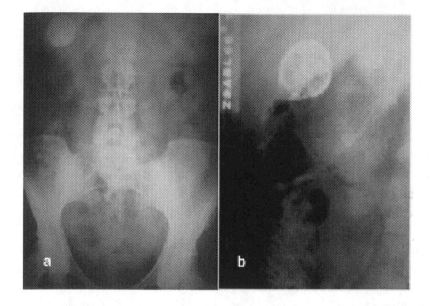

Fig. 1.- a.- placa simple de abdomen mostrando lito grande en vesícula biliar. b.- Acercamiento.

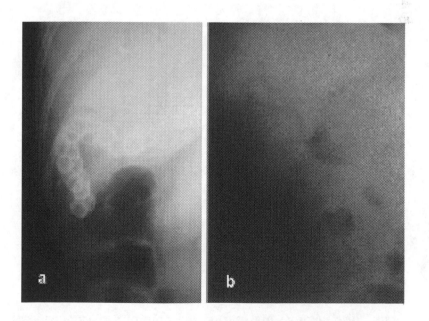

Fig. 2.- Múltiples litos en vesícula biliar vistos en placa simple. b.- Aire en vías biliares en paciente con derivación biliodigestiva.

COLECISTOGRAFIA ORAL

Desde 1896 se trabajó intensamente en la opacificación de los diferentes órganos de la economía humana ideando instrumentos y substancias algunas de ellas muy tóxicas para el paciente.

Carman en 1915[16] describe el paso del sulfato de bario administrado por vía oral, del duodeno a vesícula biliar a través de una fístula, y Turney y Patterson en 1922, utilizan una pasta de bario para el estudio de las vías biliares intra y extra hepáticas posteriores a una colecistectomía.

En noviembre de 1923, Graham, Cole y Copher[17] realizan la primera colecistografía en un perro, administrando fenilftaleina halogenada y el 8 de febrero del año siguiente obtienen la representación radiológica de la vesícula biliar en el humano, con la inyección endovenosa de una sal cálcica de tetrabromuro de fenilftaleina.

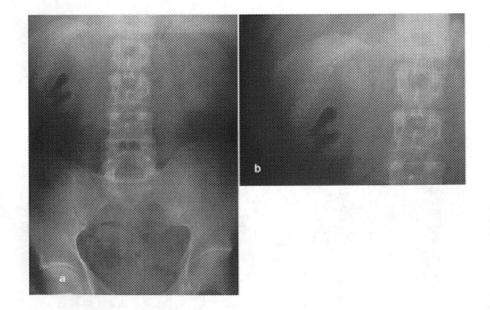

Fig. 3.- a.- Colecistografía oral mostrando múltiples cálculos en vesícula biliar. b.- acercamiento.

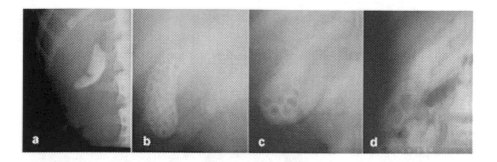

Fig. 4.- Colecistografía oral. a.- Presencia de brida en vesícula biliar. b, c y d.- Litos de diferentes tamaños en vesícula biliar.

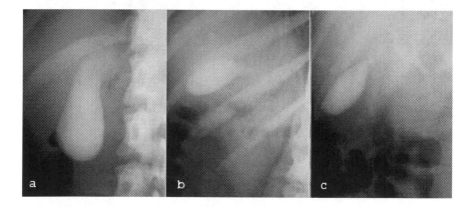

Fig. 5.- Colecistografía oral.- Placa inicial mostrando la vesícula biliar con medio de contraste. b y c, imágenes adquiridas después de administrar la comida de Boyden, apreciándose el vaciamiento vesicular y los conductos cístico, hepático y colédoco.

COLANGIOGRAFIA ENDOVENOSA Y VARIANTES

En 1953 se inician los colegráficos endovenosos con la visualización radiológica de las vías biliares intra y extrahepáticas.

El principio de los medios de contraste de eliminación biliar de una manera muy escueta es el aprovechar el aspecto farmacobiológico de la eliminación de los mismos agregando una proteína plasmática en el carbono 5 del opaco para aumentar su tamaño y forzar su eliminación por el hígado, incluso se hicieron dímeros para acentuar esta propiedad, sin embargo, cuando existen bilirrubinas circulantes estas entran en competencia con las proteínas plasmáticas desapareciendo prácticamente esta propiedad por lo que en los pacientes ictéricos no eran de utilidad estos estudios.

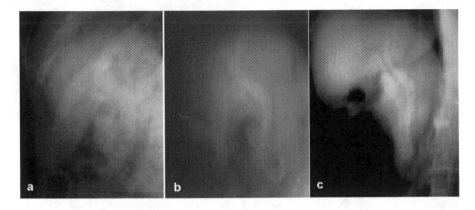

Fig. 6.- Colangiografía endovenosa. a. Visualización de vías biliares extrahepáticas, b y c se aprecia con mayor claridad el paso del opaco al duodeno, gracias a que el estudio se realiza con apoyo de tomografía lineal, procedimiento que también ha caído en desuso.

Al igual que la colecistografía oral su utilización disminuyó con la aparición de los estudios de imagen seccionales. Se utilizaron hasta inicios de los años 80.

En estos estudios se aprovechaba en aspecto farmacobiológico del medio de contraste y en los que a continuación se mencionaran, a excepción de los seccionales, son por la opacificación directa de las vías biliares.

ULTRASONIDO

Es el US el procedimiento inicial de elección en la valoración de patología de vesícula y vías biliares por lo que en paciente ictérico nos permite reconocer cuando existe dilatación de las mismas. Es económico y no invasivo.

El gas intestinal puede entorpecer el estudio. Los pacientes recién operados en ocasiones no toleran el estudio por dolor.

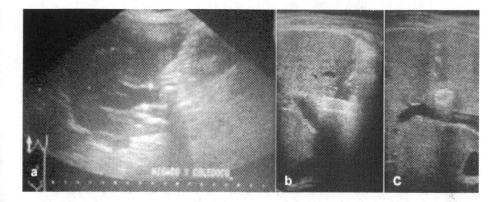

Fig. 7.- Ultrasonido de hígado. a.- Paciente con lito en vías biliares dilatadas. b y c presencia de Stent metálico en vía biliar sin dilatación de las mismas y su relación con estructuras vasculares.

COLANGIORESONANCIA

Excelente procedimiento de imagen, sin embargo sus indicaciones reales serán puestas de manifiesto con el tiempo. - Costo / beneficio-?

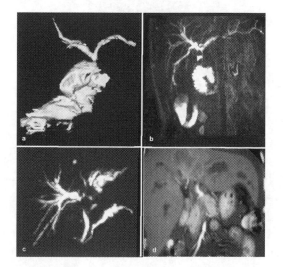

Fig. 8.- Colangioresonancia. a,- derivación quirúrgica biliodigestiva con estenosis de la boca anastomótica, b.- derivación quirúrgica biliodigestiva con presencia de cálculos en la vía biliar c.- neoplasia a nivel del hilio hepático "Tumor de Klatzkin" con dilatación de vías biliares, d.- "Tumor de Klatzkin" con dilatación de la vías biliares y colangitis.

COLANGIOGRAFIA TRANSOPERATORIA

Realizado inicialmente por Mirizzi P. L. y Saralegui en 1931 y en México por Abraham Ayala González en 1936,[18].

Es un estudio muy importante que debe realizarse en toda cirugía de vías biliares.

Este procedimiento permite la visualización de litos, la integridad o no de las vías biliares y lo qué es muy importante la identificación de las variantes anatómicas cuyo desconocimiento genera muchos dolores de cabeza a los cirujanos. Igualmente con este estudio se disminuye la iatrogenia y cuando existe permite corregirla a tiempo.

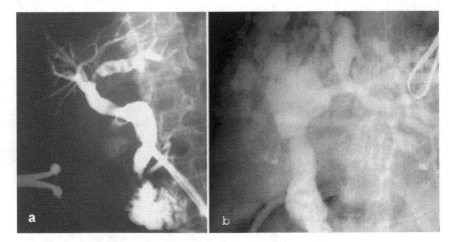

Fig. 9.- Colangiografía transoperatoria. a.- dilatación del c. hepático izq. Con múltiples litos, b.- vías biliares intra y extrahepáticas dilatadas con presencia de abscesos –colangitis-.

Una adecuada técnica radiológica es fundamental porque cuando es defectuosa, puede enmascarar patología.

Técnicamente es defectuosa cuando hay sub o sobreexposición, cuando hay elementos que se interponen como son las estructuras óseas (columna, costillas, calcificaciones), mesa quirúrgica no adecuada o con incrustaciones más o menos radiopacas. Referente a la subexposición, la carencia de rejilla o mala orientación de la misma con el rayo central va a generar imágenes defectuosas. Igualmente es defectuosa cuando hay un llenado insuficiente como sucede frecuentemente con el conducto hepático izquierdo que por su situación anatómica (más ventral) y la posición del paciente en decúbito dorsal en la mesa quirúrgica cuesta trabajo su repleción pudiendo enmascarar por ejemplo litos.

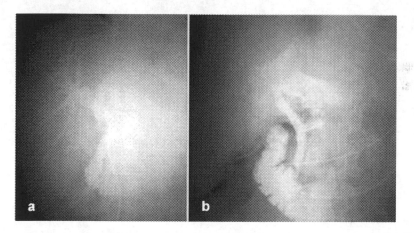

Fig. 10.- a y b.- Colangiografía transoperatoria con mala técnica radiológica.

En los actuales procedimientos de cirugía endoscópica debe ser realizado también este estudio.

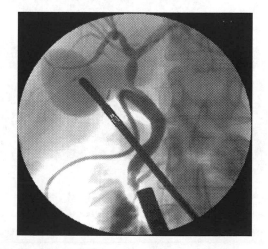

Fig. 11.- Colangiografía realizada en la colecistectomía por laparoscopía, muestra un lito al final del conducto colédoco.

COLANGIOGRAFIA A TRAVES DE SONDA "T"

Estudio post-operatorio que sirve para tener la seguridad de que la cirugía realizada en vías biliares fue la adecuada.

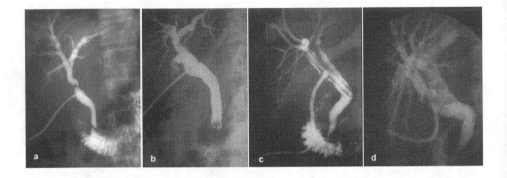

Fig. 12.- Colangiografía postoperatoria a través de sonda en "T" o de Kerh. a.- Dentro de límites normales, b.- Presencia de lito mediano en la porción distal del conducto colédoco, c.- variante anatómica de la unión de los conducto hepático derecho e izquierdo y colocación de la sonda en "T" en el derecho, d.- misma variante anatómica que en el caso anterior pero con la presencia de múltiples litos en el conducto hepático izquierdo.

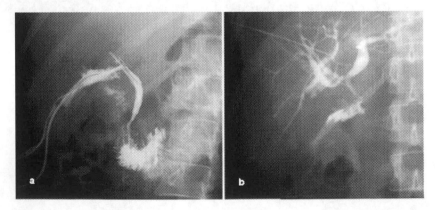

Fig. 13.- Colangiografía a través de sonda en "T", a.- muestra sección del conducto biliar a nivel de la unión del hepatocolédoco con fuga del opaco a través del penrose, el colédoco y el vaciamiento del contraste a través del esfínter de Oddi es normal, b.- vías biliares moderadamente dilatadas, el conducto hepático normal, seccionado a nivel de la unión con el colédoco y la fuga del contraste hacia el drenaje.

COLANGIOPANCREATOGRAFIA ENDOSCOPICA

La colangiografía endoscópica juega un papel igualmente importante en el diagnóstico de la ictericia obstructiva.

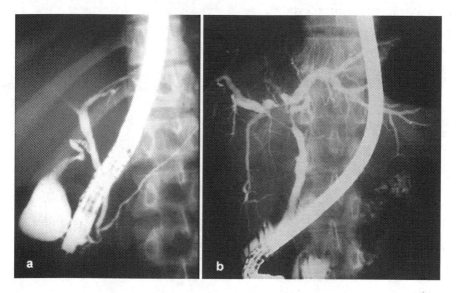

Fig. 14.- CPRE. Colangiografía pancreática retrograda endoscópica.

a.- dentro de límites normales, b.- Tumor de Klatzkin, neoplasia que involucra hepáticos der. e izq. en su confluencia así como el conducto hepático generando dilatación moderada de las vías biliares.

COLANGIOGRAFIA PERCUTANEA

También conocida como colangiografía transhepática percutánea CTHP ó colangiografía percutanea transhepática CPTH.

Consiste en puncionar un ducto biliar intrahepático por medio de una aguja insertada percutáneamente y a través de la cual se instila un medio de contraste yodado hidrosoluble.

Existen tres vías de acceso que son la Transyugular, la transabdominal y la transparietohepática.

COLANGIOGRAFIA TRANSYUGULAR

Descrita por Hanafee[19] en 1967 consiste en que por medio de una aguja especial como la utilizada en los estudios transeptales de corazón, se introduce esta desde la vena yugular interna a una vena suprahepática para realizar la punción de un conducto biliar y realizar su opacificación.

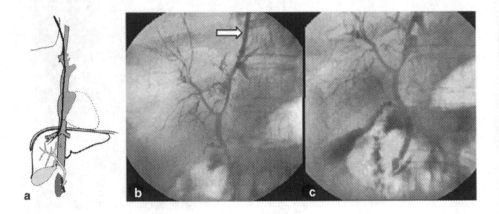

Fig. 15.- Colangiografía Transyugular mostrando en a.- esquema del sitio de punción yugular, trayecto y punción en vena suprahepática para opacificar la vía biliar, b.- punta de la aguja transeptal en un conducto biliar (flecha), con llenado satisfactorio de las vías biliares las cuales son normales, c.- llenado del c. cístico, vesícula biliar, conducto de Wirsung y paso del opaco al duodeno.

Este procedimiento cayó en desuso rápidamente por las complicaciones que presentaba propias del acceso vascular como son la sepsis y la hemobilia.

COLANGIOGRAFIA PERCUTANEA TRANSHEPATICA

Consiste en puncionar un conducto biliar percutáneamente e inyectar en la luz biliar un medio de contraste yodado hidrosoluble para valorar su morfología, topografía y dimensiones y poder establecer un diagnóstico y un pronóstico en base a cambios observados.

Descrita originalmente por Buckhardt y Müller en 1921[20], inyectando por punción transhepática el medio de contraste directamente en la vesícula biliar. Posteriormente Huar P. y Do-Xuan[21] realizan la primera CPTH diagnóstica con una técnica modificada al inyectar un medio de contraste liposoluble (Lipiodol) en los conductos biliares.

El procedimiento fue aceptado hasta 1952 cuando Leger y colaboradores[22] comunicaron su experiencia con la utilización de medio de contraste iodado hidrosoluble.

El método cayó en desuso tanto por la elevada incidencia de complicaciones como el hemo y el biliperitoneo y los frecuentes fracasos cuando la vía biliar no estaba aumentada de calibre, y por el desarrollo de la pancreatocolangiografía transduodenoscópica y el ultrasonido.

El estudio se limitaba a un procedimiento pre-operatorio inmediato,

El método fue mejorado y popularizado por Okuda[23] de la Universidad de Chiba en 1974, modificando la técnica original descrita por Ohto y Tsuchiya, basándose en la utilización de una aguja delgada 0.7 mm-, 21 ó 22 G, flexible y de bisel corto con lo cual se disminuyeron las complicaciones evitando la cirugía post procedimiento, a esta aguja se le denominó "aguja de Chiba".

Las complicaciones enunciadas fueron:

Muerte	0.14 %
Sepsis	1.8 %
Hemorragia	0.28 %
Fuga biliar	1.03 %
Miscelánea	0.15 %

Este procedimiento sigue vigente hasta la fecha por lo sencillo que resulta en manos experimentadas y por el bajo porcentaje de complicaciones. Otro factor que permitió su aceptación y su vigencia es el porcentaje de éxito en el estudio ya que cuando los conductos biliares están dilatados se logra en el 100 % y cuando no están dilatadas es del 85 a 90%, sin embargo con la práctica este porcentaje se puede incrementar. La fiabilidad diagnóstica es superior al 90 %.

La colangiografía percutanea transhepática puede ser transabdominal para el hepático izquierdo y la transparietohepática para el derecho, siendo esta última la que a mí más me agrada fundamentalmente por la menor radiación que sufren las manos del radiólogo al librar el haz de radiación central que se interponen en el área de estudio durante la punción y la instrumentación requerida. Algunos compañeros prefieren el acceso de la vía biliar izquierda por la facilidad de su punción con la utilización del ultrasonido y el evitar una complicación que es la punción pleural o pulmonar lo que puede suceder en el acceso derecho pero lo cual es fácil de evitar si se aprovecha la fluoroscopía para seleccionar la altura de la punción en función de la excursión diafragmática y evitar de esta manera dicha complicación.

La colangiografía percutánea transhepática permite establecer el sitio y extensión de la lesión, sugerir la causa probable de la misma, evaluar las anastomosis bilio-entéricas,establecer el pronóstico y un juicio para el manejo terapéutico y lo más importante es el inicio del acceso para el drenaje biliar percutáneo.

Para tener este bajo índice de complicaciones debemos tener en cuenta cuales son; la hemorragia, la alergia al medio de contraste, la presencia de una malformación vascular o de un tumor hepático.

La obstrucción prolongada del conducto biliar puede llevar a la deficiencia de vitaminas grasa-solubles y el tiempo de protrombina aumentado; estos factores de coagulación alterados, pueden corregirse en la mayoría de los casos antes de realizar el estudio con la administración de vitamina K, plasma, etc.,

La alergia al medio de contraste es otra contraindicación relativa ya que si se cuenta con un servicio de alergia y un buen anestesiólogo el procedimiento se puede efectuar con la seguridad de no tener problemas. La presencia de una malformación vascular o tumor hepático vascularizado, puede complicar el procedimiento por el sangrado y la instrumentación del procedimiento. En el hígado poliquístico se dificulta la instrumentación, y no se tendría una estabilidad del catéter de drenaje. La ascitis es una contraindicación relativa por la presencia del líquido abdominal y la falta de fijeza del hígado. La instrumentación se dificulta, pero nosotros no hemos rechazado estos pacientes y hemos obtenido buenos resultados, quizá una paracentesis nos lo facilite.

PREPARACIÓN DEL PACIENTE

Es muy simple, ayuno total de 6 horas. Verificar que los factores de coagulación se encuentren dentro de límites normales. Es necesaria una vena permeable con una solución mixta, que nos permitirá la rápida administración de alguna droga en caso requerido. Habitualmente el estudio lo realizamos con anestesia local en el sitio de punción con 5 a 10 ml. de lidocaína simple al 2% y analgesia subcutánea con 5 a 10 mg. de Nalbufina, con excelentes resultados por la gran colaboración de los pacientes. En pacientes pediátricos y algunos pacientes se requirió de anestesia general. Lo ideal es contar con un anestesiólogo familiarizado con el procedimiento.

INSTRUMENTAL

En estos cuarenta años he vivido grandes avances tecnológicos principalmente la nanotecnología, la industria biomédica, la farmacología, la electrónica y la digitalización, lo cual ha beneficiado nuestra práctica, facilitándola y haciéndola más fiable.

Para la colangiografía percutánea se requiere únicamente la aguja Chiba, una conexión flexible y una jeringa con medio de contraste, sin embargo en la actualidad el estudio se realiza no únicamente con fines diagnósticos sino como paso previo al drenaje biliar por lo que hay contar con ciertos elementos para la realización de inmediato.

Cuando inicié los drenajes biliares no contábamos en nuestro medio con los sets comerciales que existen en la actualidad. En aquel tiempo se tenía únicamente el material proporcionado por la casa sueca Kifa destinados a los estudios angiográficos y con un instructivo para la elaboración de catéteres, ya que eran un tubos de polietileno con radio opacidad proporcionada por sales de bario que venían en rollos de 5 metros de longitud. Para utilizarlos había que fabricarlos prácticamente adelgazando un extremo por medio de calor conservando la luz en relación al diámetro de la guía vascular a utilizar y puliendo con lija especial dicho extremo para minimizar el daño vascular y facilitar su introducción al vaso. Estos catéteres termoplásticos radiopacos se les podía preformar su extremo, dándole una determinada curvatura o forma para la catéterización selectiva de los vasos ya que tenían una buena "memoria". Con estos catéteres realice mis primeros drenajes.

Comercialmente existen en la actualidad sets que contienen el instrumental requerido.

- Aguja de Chiba - 22 G T.

- Llave de tres vías con extensión.

- Sistema de recambio para pasar de guía .018" a .035".

- Guía de Coope .018", de preferencia con alma de nitinol y punta flexible de platino que aumenta su radioopacidad.

- Guías metálica recta y curva de 3mm Ø, e hidrofílica, .035"

- Guía "rígida" tipo Amplatz, .035"

- Juego de dilatadores desde 7 a 14 fr.

- Catéter de drenaje. 8, 10, 12. Fr.

- Catéter de angioplastía. En ocasiones es requerido.

TECNICA

Para la punción trans parieto hepática derecha en la literatura se refiere que debe ser realizada en el 8 ó 9 espacio intercostal y línea axilar media pero, hay que tomar en cuenta que la excursión diafragmática puede variar considerablemente de un paciente a otro y entre más cefálica sea, se facilita la instrumentación para lograr un drenaje adecuado. Habitualmente la mujer y sobre todo la de baja talla y con obesidad, la punción puede ser muy alta por una excursión diafragmática pobre; en cambio en los hombres, sobre todo los de edad avanzada, delgados y con cierto grado de enfisema, la punción va a ser muy baja por un abatimiento importante diafragmático.

Si el procedimiento se realiza bajo control fluoroscópico tiene uno la facilidad de hacer una buena selección del sitio de punción indicando al paciente o al anestesiólogo una inspiración profunda para valorar la excursión diafragmática y evitar la lesión de la pleura o del pulmón.

No describiré la técnica de la colangiografía percutanea la cual ya ha sido explicada por muchos autores sino únicamente mencionare los pasos o detalles que a mi juicio considero de importancia para el buen logro de la misma y sobre todo pensando como el primer paso del drenaje biliar. De 10 a 20 minutos antes de iniciar el estudio instilamos de 5 10 mg. de Nalbufina por vía subcutánea, habitualmente en el brazo izquierdo para facilitar nuestro trabajo que se realiza en el derecho.

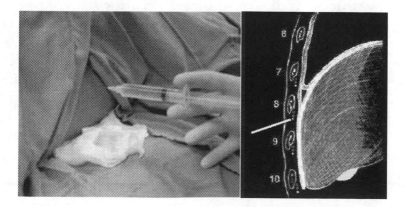

Fig. 16.- Bloqueo del nervio intercostal con Lidocaína simple al 2%.

Con el paciente en decúbito dorsal y con el brazo derecho en abducción y colocando la palma de su mano debajo de su cabeza, con técnica estéril se procede a la anestesia local a nivel del espacio intercostal derecho seleccionado y 2 cm. aproximadamente ventrales de la línea axilar media, instilando de 5 a 10 ml. de Lidocaína simple al 2%. A continuación se realiza un corte de aproximadamente 3 mm. con una hoja de bisturí Nº 13 ó 15. Con el paciente en apnea se introduce la aguja de Chiba horizontalmente, paralela al plano de la mesa hacia unos 3 cm. del posible sitio de localización del hilio hepático el cual lo podemos ubicar al visualizar el gas que normalmente se aprecia a nivel del bulbo duodenal.

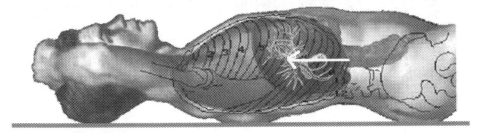

Fig. 17.- Paciente en decúbito dorsal con el brazo derecho en abducción y la palma de la mano debajo de su cabeza. La flecha indica el sitio de punción para evitar la pleura y el pulmón.

Después de la punción se retira el mandril y se adapta una jeringa de 10ml. con medio de contraste y una extensión lo cual es conveniente para la instilación fácil y controlable del opaco. La aguja se va retirando suavemente con pequeños movimientos de oscilación y se va inyectando el contraste lentamente siempre bajo observación fluoroscópica, cuando se inicie la opacificación de un ducto se detiene el movimiento de retiro para identificar si el conducto puncionado es biliar o vascular. Si el opaco se desplaza rápidamente y desaparece nos encontramos ante un conducto vascular y debemos continuar con el retiro, de no obtenerse un llenado del ducto biliar se vuelve a puncionar y se podría recurrir a una nueva orientación de la aguja en forma de abanico, fig. 18. En una o dos punciones se obtienen buenos resultados no requiriéndose habitualmente de más de seis u ocho. Cuando es un ducto biliar, el opaco corre lentamente dibujándolo, en ese momento se deja de retirar la aguja para continuar con la repleción del árbol biliar. Si el estudio tiene como fin únicamente el aspecto diagnóstico la repleción del árbol biliar puede ser total pero si es el paso previo al drenaje biliar hay que analizar la morfología y el desplazamiento del contraste para saber si el ducto puncionado es adecuado para un buen drenaje de lo contrario, con la imagen obtenida se escoge un ducto más adecuado que permita el fácil acceso a través de la aguja de la guía de Coope .018 hacia la zona obstruida para tratar de franquearla y proceder con el drenaje biliar, fig. 20.

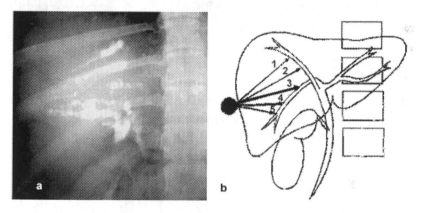

Fig. 18.- a.- Punción en abanico para lograr la opacificación del árbol biliar. b.- Hay que valorar que el ducto puncionado sea propicio para su Cateterización con la guía, en 1, 2 y 5 el acceso se dificulta; el 3 y 4 permite el paso fácil de la guía hacia la porción distal del árbol biliar.

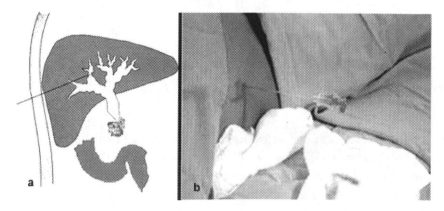

Fig. 19.- a.- esquema de punción de la vía biliar en paciente con proceso obstructivo a nivel del colédoco, b.- goteo de bilis a través de la aguja de Chiba.

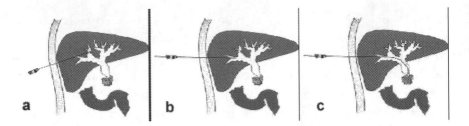

Fig. 20.- a.- la dirección del conducto biliar puncionado muestra un acceso difícil para la catéterización de la vía biliar, b.- modificación de la punción y c.- catéterización con la guía de Coope.

Si se va a puncionar la rama biliar izq. el sito de acceso se localiza por debajo del reborde costal izquierdo y a la izquierda del apéndice xifoides. Se debe realizar en inspiración profunda para que el hepático izquierdo descienda y se facilite su punción.

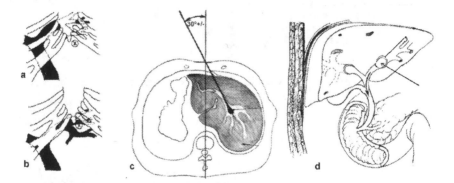

Fig. 21.- Acceso a la vía biliar izquierda. a.- paciente en espiración, b.- en inspiración profunda, c.- y d.- corte axial y longitudinal mostrando la orientación que debemos imprimir a la aguja.

El ultrasonido es una excelente herramienta para la punción de la vía biliar y en algunos sitios se valen de ella para realizarla sin embargo, el conocimiento anatómico topográfico y sus variantes permiten dicha punción sin requerir de este recurso.

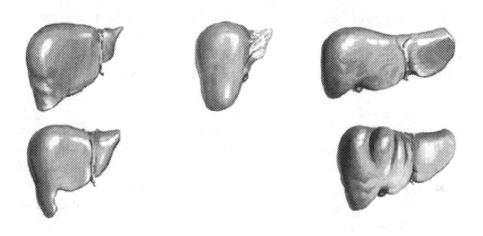

Fig. 22.- Variantes anatómicas del hígado en relación a biotipo del paciente.

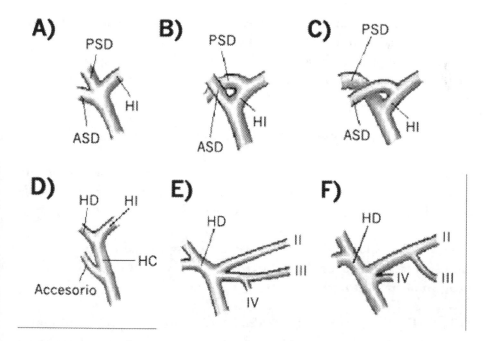

Fig. 23.- Variantes anatómicas de los conductos biliares intrahepáticos. Es importante valorar el trayecto en vecindad del hilio hepático de los conductos sobre todo el posterosuperior derecho PSD, y el anterosuperior derecho ASD por la desembocadura anómala que en muchas ocasiones dificultan el cateterismo del hepatocolédoco.

La colangiografía percutanea transparietohepática con técnica de aguja fina se convirtió en el procedimiento de elección en el manejo intervencionista de la patología de vías biliares siendo el paso previo al drenaje biliar percutáneo ante la ictericia obstructiva y la fuga biliar.

Atkinson[24] demostró que un catéter colocado percutáneamente para la descompresión temporal de la colestasis biliar reduce en forma importante la fuga biliar y el biliperitoneo. Gleen y Evans[25] apoyaron el drenaje biliar posterior a la colangiografía, Ahulung y Morales[26] el drenaje biliar externo. Seldinger[27] en 1966 comunico su experiencia con la CPH por vía intercostal utilizando una aguja con vaina para descomprimir la vía biliar dejando un drenaje externo subcostal.

DRENAJE BILIAR

Los drenajes biliares percutáneos se empezaron a realizar sistemáticamente por Niloff[28] en 1972 y por Molnar[29] en 1974 en el manejo de la ictericia obstructiva, como un fin terapéutico paliativo en procesos neoplásicos, también se utilizó en pacientes con procesos no neoplásicos[30, 31, 32, 33, 34, 35, 36].

Los drenajes biliares pueden ser externos, internos o mixtos.

DRENAJE EXTERNO consiste en colocar percutáneamente un "tubo" en la vía biliar para que la bilis drene hacia el exterior, ante la imposibilidad de franquear el proceso obstructivo.

DRENAJE INTERNO, por intervencionismo radiológico o por endoscopía, se deja un "tubo perdido" en la vía biliar librando el proceso obstructivo.

DRENAJE MIXTO, el "tubo" se coloca por radiología intervencionista. Al poderse franquear la obstrucción, como el catéter tiene múltiples orificios, la bilis es drenada tanto al exterior como a la luz intestinal.

El catéter también es nombrado por algunos también como prótesis o stent.

Muchos investigadores apoyaron el simple drenaje externo.

Lo ideal es colocar un drenaje mixto porque el drenaje externo elimina la ectasia biliar, la ictericia y el prurito, sin embargo por la salida de bilis al exterior se pierden principalmente electrolitos y sales biliares. El interno que sería lo ideal ya que además de eliminar la ectasia biliar, la ictericia y el prurito, no se pierden electrolitos y no existe catéter o tubo al exterior, pero se obstruye habitualmente en tres o cuatro meses siendo necesario una nueva recolocación. El drenaje mixto tiene los mismos beneficios del drenaje interno ya que si se cierra el extremo exterior se convierte fisiológicamente en drenaje interno. El tener el catéter accesible permite la fácil exploración de la vía biliar, el estudio cito-químico de la bilis y en caso de obstrucción o fuga la reposición del mismo, incluso aumentar el diámetro del drenaje a calibres mayores.

El paciente al no perder electrolitos y sales biliares va a tener apetito por lo que al comer mejora su estado nutricional evitando el deterioro y por ende va a tener mayor sobrevida con una muy buena calidad de vida presentando moderado disconfort en el drenaje mixto.

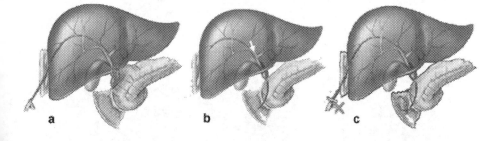

Fig. 24.- a.- Drenaje externo. La bilis sale únicamente al exterior al no poderse franquear la obstrucción, b- Drenaje interno, existe un "tubo perdido" a través de la obstrucción que permite el paso de la bilis al duodeno y c.- Drenaje mixto, catéter multifenestrado que franquea la obstrucción y permite la salida de la bilis hacia el exterior y al duodeno.

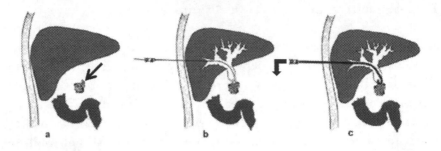

Fig.- 25 a.- esquema en donde se aprecia el proceso obstructivo "flecha", b.- la vía biliar se encuentra dilatada hasta el proceso obstructivo y con la guía vascular se intenta franquear la obstrucción sin lograrlo y c.- colocación del "tubo" multifenestrado quedando como drenaje externo.

Siempre debe uno intentar realizar un drenaje mixto por los beneficios que tiene el paciente. Un método recomendado por Ring[37] y Mc Lean es el de intentar el paso de la obstrucción con una guía con una moderada angulación en la punta y con movimientos giratorios delicados, lográndose el cometido en un porcentaje cercano al 80%, fig.-26. Cuando en un primer intento no se logra se debe intentar nuevamente una semana después porque con el proceso obstructivo se asocia un proceso inflamatorio el cual cede al desaparecer la colestasis, fig.- 31.

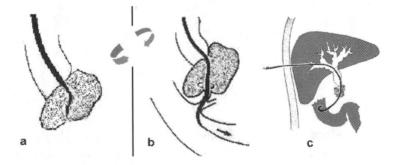

Fig. 26.- a.- y b.- con movimientos giratorios y delicados se logra pasar a través de la lesión obstructiva en un alto porcentaje de pacientes y convertir un drenaje externo en mixto c.

INDICACIONES DEL DRENAJE BILIAR

El drenaje biliar tiene indicación no solo para el problema obstructivo biliar, sino también para otras condiciones tales como la sección de la vía biliar y la litiasis biliar residual o recidivante.

1. Obstrucción de la vía biliar, que puede ser total o parcial. Puede presentarse además sin que necesariamente existe un proceso iatrogénico en la litiasis coledociana, sindroma de Mirizy, crecimiento de cabeza de páncreas por pancreatitis, quiste de colédoco.

2. Sección de la vía biliar, ocasiona fuga biliar con una fístula biliocutanea o la colección intraabdominal es decir la formación de un biloma.

3. En la litiasis biliar primaria, el drenaje biliar debe ser considerado ante un cuadro de abdomen agudo, convirtiendo una emergencia en un procedimiento electivo al tener tiempo de preparar adecuadamente al paciente.

4. Litiasis biliar residual, que de acuerdo con Burhenne[38] se presenta en promedio en el 5% de las cirugías.

OBSTRUCCION BILIAR

Es la descompresión del árbol biliar mediante la colocación percutanea de un catéter cuando esta sufre una lesión obstructiva.

Hay necesidad de descompresión como paso previo a cirugía o como medida terapéutica.

Cameron[39] en su libro sobre técnicas quirúrgicas que data de 1997 menciona en forma reiterativa la conveniencia de tener un catéter en vía biliar colocado percutáneamente facilitando la cirugía respectiva, concepto aun vigente.

En los albores del drenaje biliar percutáneo en 1978, Nakayama y colaboradores[40] realizaron un estudio significativo en relación al drenaje biliar percutáneo, primero el alto porcentaje de éxito de lograse ya que de 105 pacientes solo hubo un fracaso y segundo, la conveniencia del drenaje percutáneo previo a la cirugía derivativa biliodigestiva que mostro una reducción importante del porcentaje de mortalidad comparada con los pacientes sometidos al mismo tipo de cirugía sin el drenaje previo, de 28.3% a 5.8%.

El drenaje biliar percutáneo representa una excelente alternativa en el manejo de pacientes. Feduska y colaboradores[41] desde 1971 mencionan que la mortalidad de la cirugía paliativa en el carcinoma de páncreas es de 33% sin metástasis y de 59% con metástasis. Estas cifras aunque no actuales son representativas ya que a pesar de que en la actualidad contamos, gracias al avance tecnológico, con un una serie de recursos en diagnóstico sobre todo con los nuevos procedimientos de imagen sobre todo los seccionales en TC e IRM, el paciente, sobre todo aquel cuya lesión es de estirpe neoplásico, recurre al médico cuando el problema que en principio es quirúrgico deja de serlo.

El proceso obstructivo puede estar dado por una naturaleza de estirpe benigna o maligna.

Entre las causas de origen benigno están la litiasis, la iatrogenia y el congénito.

Iatrogenia. La cirugía de abdomen más frecuente es la colecistectomía con exploración de las vías biliares y aunque el porcentaje de iatrogenia es bajo, el número total de pacientes afectados representan una cifra significativa siendo la sección, la ligadura, la estenosis o combinación de ellas las lesiones que se presentan.

Congénitas. Tenemos la atresia de vías biliares y el quiste de colédoco.

Las causas de naturaleza maligna, en orden de frecuencia en nuestro medio el carcinoma de cabeza de páncreas, el de conductos biliares, el periampular, el de vesícula biliar y el metastásico.

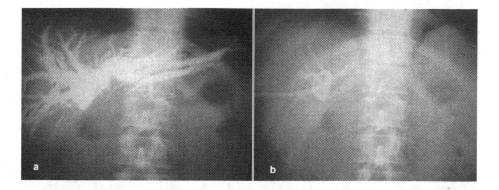

Fig. 27.- Paciente con carcinoma de cabeza de páncreas. a.- La colangiografía percutanea muestra una severa dilatación de las vías biliares intrahepáticas con obstrucción a nivel de la carina biliar.

b.- Drenaje externo ante la imposibilidad de franquear el proceso obstructivo, apreciándose la adecuada descompresión biliar.

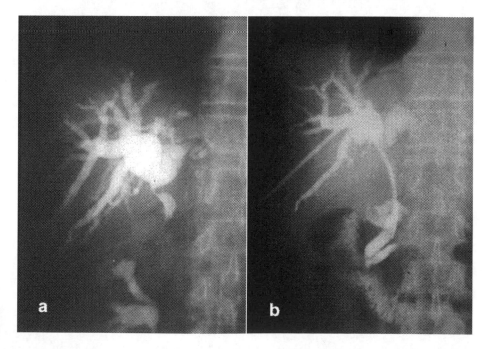

Fig. 28.- a.-Paciente con carcinoma de cabeza de páncreas con proceso obstructivo desde la carina biliar. b.- drenaje interno al colocar de una prótesis por vía percutánea.

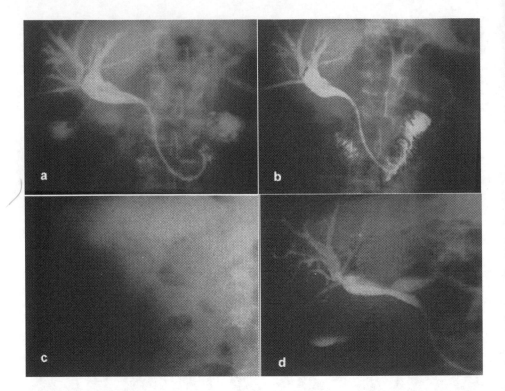

Fig. 29.- Paciente con carcinoma de cabeza de páncreas. a.- y b.-Drenaje mixto mostrando alteración de la topografía del hepatocolédoco y buen vaciamiento de la vía biliar, c.- al aumentar el diámetro del la luz del drenaje biliar se aprecia en placa simple presencia de aire en vías biliares. d.- estudio de control cuarenta meses después de la colocación del drenaje biliar apreciándose el importante desplazamiento del hepatocolédoco por el gran crecimiento de la cabeza del páncreas. Al paciente se le practico una gastroenteroanastomosis por oclusión duodenal debido a la invasión tumoral falleciendo dos meses después.

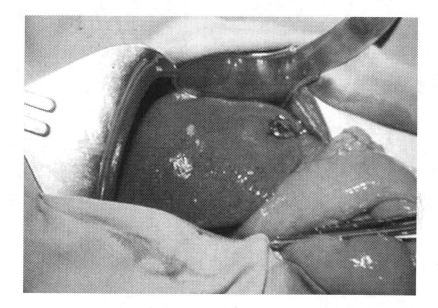

Fig. 30.- Mismo paciente de la figura previa. Transoperatorio corroborando el diagnóstico de carcinoma de cabeza de páncreas y apreciándose metástasis en superficie hepática.

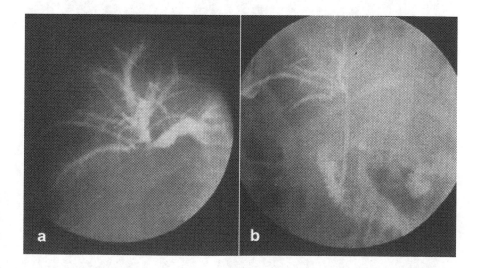

Fig. 31.- a.- Paciente con obstrucción total por carcinoma de cabeza de páncreas al cual en primera instancia se dejo un drenaje externo al no poder franquear la obstrucción, b.- una semana después se efectúa control lográndose colocar un drenaje mixto.

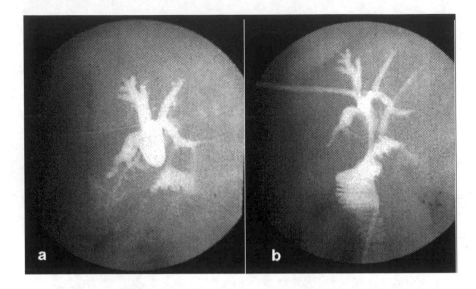

Fig. 32.- a.- Paciente con derivación bilio-digestiva quirúrgica con obstrucción biliar por estenosis severa a nivel de la boca anastomótica, **b.-** colocación de drenaje mixto con descompresión satisfactoria de la vía biliar.

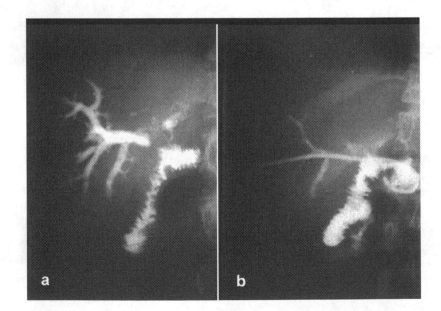

Fig.- 33 Paciente con derivación biliodigestiva con anastomosis separadas de los hepáticos derecho e izquierdo y estenosis severa en la boca anastomótica del derecho, **b.-** derivación mixta con drenaje adecuado.

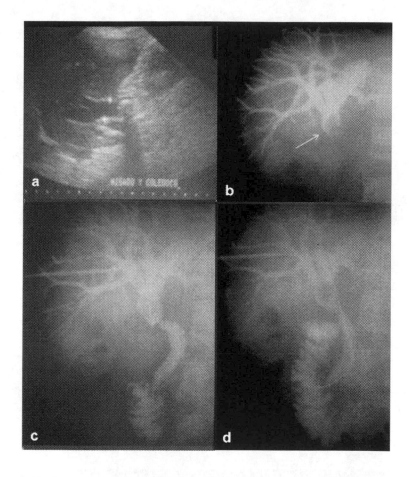

Fig.- 34. Paciente masculino de 80 años de edad con antecedente de cirugía de vías biliares en la cuarta década de la vida, así como con historia de infartos cardiacos, arterioesclerosis e hipertensión arterial. a.- ultrasonido de vías biliares que muestra importante dilatación de las mismas y presencia de imagen ecolúcida con sombra sónica correspondiente a lito. b.- colangiografía percutanea ratificando la dilatación de vías biliares y sombra ovoidea correspondiente a lito a nivel de la obstrucción –flecha-, c y d.- colocación de drenaje mixto con vaciamiento a duodeno del opaco, mostrando además zona de estenosis secuela de la cirugía previa.

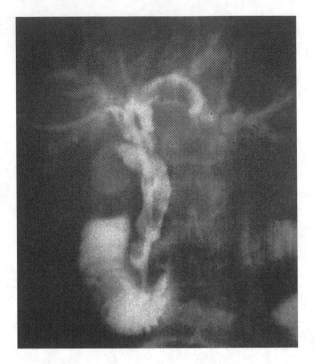

Fig.- 35. La presencia de litos puede ocasionar dificultad para pasar la guía, sin embargo esto es posible y debe intentarse, como en el presente caso convirtiendo una cirugía de urgencia en electiva.

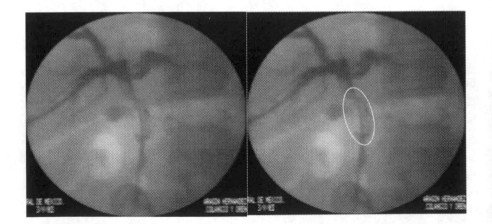

Fig. 36.- Paciente con el síndrome de Mirizzi. Cálculo enclavado el conducto cístico que comprime el hepatocolédoco provocando obstrucción biliar. Drenaje mixto permitiendo el vaciamiento biliar a duodeno.

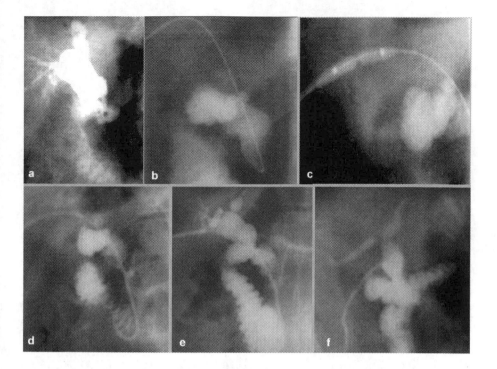

Fig.- 37.- a.- Paciente con quiste de colédoco, b.- colocación de guía hasta duodeno, c.- utilización de globo de angioplastia para vencer zona de estenosis severa, d y e.- colocación de drenaje mixto. f.- control postquirúrgico mostrando catéter en "T" en segmento remanente del quiste y buena boca anastomótica en asa desfuncionalizanda de intestino.

TUMOR DE KLATSKIN

En 1965 Klatskin [42] publica una serie de 13 pacientes con neoplasia maligna a nivel de la bifurcación de los conductos hepáticos, y a partir de entonces así se les denomina a estas lesiones obstructivas.

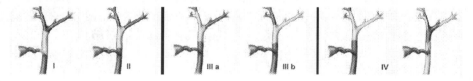

Fig. 38.- Clasificación por localización y extensión de la neoplasia en la vía biliar.

De acuerdo con la clasificación de Klatskin el tipo I es candidato a drenaje biliar percutáneo, el tipo II es factible con doble drenaje, sin embargo el tipo III y IV, tomando en consideración que son muchos los segmentos involucrados, el drenaje percutáneo único o múltiple proporciona poco o ningún beneficio al paciente.

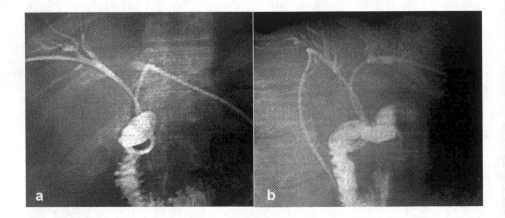

Fig.- 39.- Paciente con tumor de Klatskin en el cual se logro la colocación de un doble drenaje mixto.

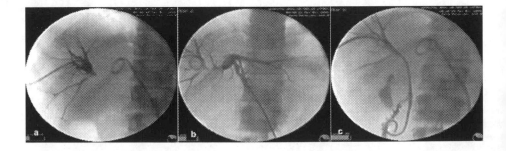

Fig.- 40.- Paciente con tumor de Klatskin en el cual se logro inicialmente la colocación de un drenaje mixto bilateral, a y b. En un control posterior se vence el obstáculo dejando un drenaje mixto der. y externo izq.

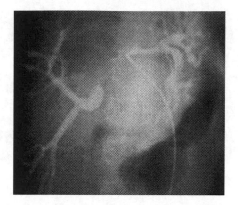

Fig.- 41.- Paciente con tumor de Klatskin con drenaje externo bilateral.

En los pacientes con tumor de Klatskin candidatos a drenaje debe uno intentar la colocación de drenajes mixtos aun que no siempre se logra.

A este respecto debe uno ser cauteloso con las imágenes obtenidas siendo muy importante la oblicua izq. a 60° o más, incluyendo la lateral izq. ya que por la situación y eje mayor de las vías biliares la correspondiente a la izq. se encuentra en una situación ventral por lo que es difícil u opacificación con el paciente en decúbito dorsal pudiéndose omitir información muy importante como es la presencia de litos y lesiones pero sobretodo la magnitud de separación entre ambos hepáticos a nivel de la carina que en incidencia A.P. puede ser engañosa. Esta información es muy importante para el cirujano que vaya a manejar este problema.

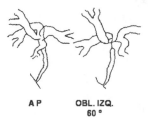

A P   OBL. IZQ.
                60°

Fig.- 42.- Esquema de la vía biliar en A.P. y Obl. Izq. mostrando las características de la lesión a nivel de la carina e imagen radiológica correspondiente.

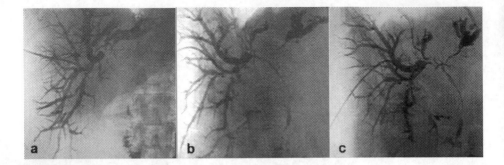

Fig.- 43.- Paciente con tumor de Klatskin mostrando las imágenes la importancia de la oblicuidad a la izq. apreciándose en estas últimas la extensión y severidad de la lesión.

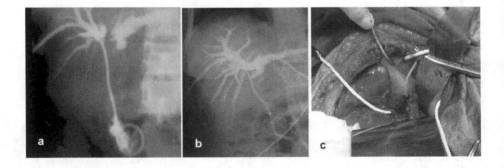

Fig.- 44.- Paciente con tumor de Klatskin con drenaje mixto der. y externo izq. – imágenes a y b-. En c, imagen transoperatoria mostrando la importante separación entre ambos hepáticos. La presencia de los catéteres auxiliar al cirujano en la identificación de la vía biliar para efectuar la anastomosis bilio digestiva.

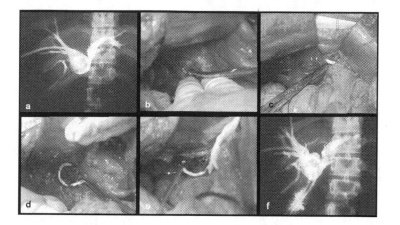

Fig.- 45.- Paciente con tumor de Klatskin con a.-drenaje externo; la "cola" del drenaje se impacta a nivel de la carina biliar lo que por palpación le permite al cirujano identificar la vía biliar y referirla al asa intestinal para la anastomosis bilio-digestiva b, c, d, dejando el catéter de drenaje para el control posterior, f.

FUGA BILIAR Y RECONSTRUCCIÓN

Uno de los accidentes más frecuentes en la cirugía de las vías biliares es la sección total o parcial de las mismas lo que genera la salida de bilis hacia cavidad peritoneal o al exterior cuando existe un drenaje de penrose.

Por medio del intervencionismo radiológico podemos corregir podemos ayudar al paciente en su problema e incluso resolverlo en definitivo.

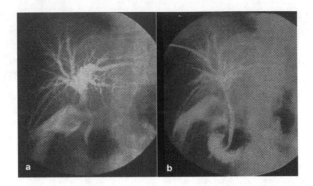

Fig.- 46.- Paciente sometido a cirugía de vías biliares que manifiesta clínicamente un gasto elevado e bilis a través del penrose. a.- La colangiografía percutanea nos muestra la fuga correspondiente; b.- un drenaje biliar mixto, manteniendo abierto ambos extremos del drenaje, permite disminuir en forma progresiva ese gasto biliar y el cierre respectivo.

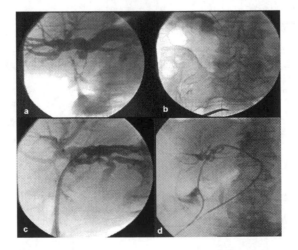

Fig. – 47.- Paciente con dehiscencia de sutura a nivel de pared abdominal y sección de la vía biliar; a.- la colangiografía percutanea nos muestra la fuga del medio de contraste a nivel de la carina; b.- a través de punción percutanea del hepático izquierdo se introduce una guía que sale por el sitio de sección hacia el exterior siendo referida por una pinza; c apoyándose en la guía se introduce una segunda hasta el sitio de la punción del hepático izq., con lo que se logra colocar un doble drenaje, uno externo por la punción percutanea y el segundo por la herida quirúrgica quedando la "cola" de ambos catéteres a nivel de la carina biliar. El cirujano tiene una doble referencia de la vía biliar y el control del gasto por la fuga biliar.

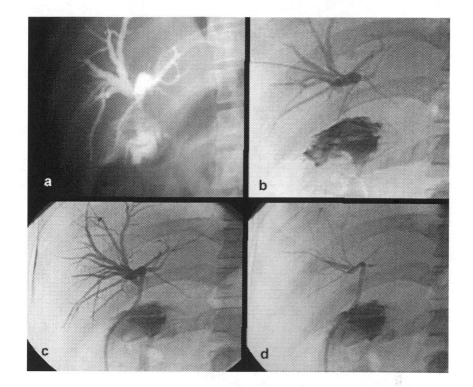

Fig.- 48.- Paciente operado de colecistectomía abierta con exploración de vías biliares que presenta gasto importante a través del drenaje penrose. a.- La colangiografía percutanea muestra dilatación moderada de vías biliares y fuga del material de contraste a nivel de la carina biliar con opacificación del drenaje; b.- Se logra introducir la guía pasándola a través de la lesión hacia el drenaje y, c y d.- se aprovecha para dejar drenaje biliar externo que permite el control de la fuga biliar y le auxilia al cirujano para la localización de la vía biliar para la derivación bilio-intestinal.

Un paciente al que se le secciono la vía biliar, la bilis producida por el hígado sale al exterior y se colecta formando lo conocido como biloma. Si existe un drenaje tipo Penrose o similar, la bilis se exterioriza a través del mismo.

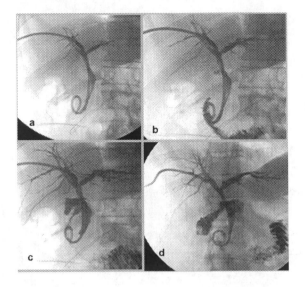

Fig.-49.- Imágenes que sirven para ejemplificar la fuga biliar. Paciente con drenaje biliar mixto con caracteres normales, al cual se aumenta la presión de inyección, situación no fisiológica, y que muestra la fuga a nivel del muñón cístico postquirúrgico. Las imágenes b, c y d, demuestran la salida progresiva del material de contraste.

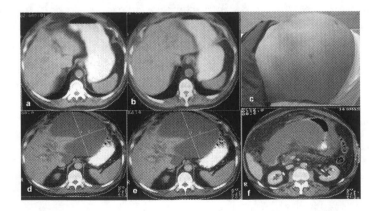

Fig.- 50.- Paciente operado de colecistectomía contando con estudio previo a la cirugía del estudio de T. C. -a y b- que muestra dilatación de vías biliares. Al mes se presenta en consulta externa de nuestro hospital con el abdomen globoso –c-, y el estudio de T. C. realizado demuestra dilatación de vías biliares, compresión hepática y desplazamiento de estómago y asas intestinales por una importante colección, d. e y f.

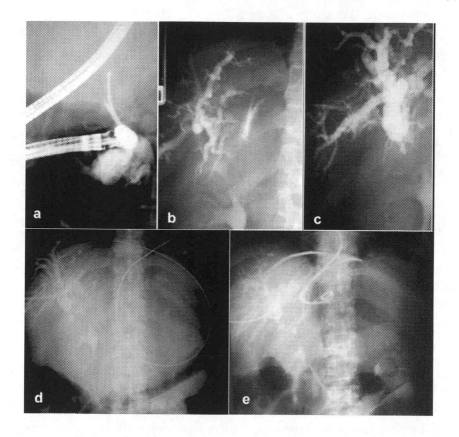

Fig.- 51.- El mismo paciente de la imagen previa mostrando la colangiografía endoscópica oclusión del colédoco –a-; b.- colangiografía percutanea visualizando vías biliares dilatadas y c.- colocación de drenaje biliar externo; d.- Punción de la colección contorneando la guía los límites de la colección. Importante desplazamiento de estómago y asas intestinales. e.- Evacuación de 2500 ml.de bilis. El estómago y asas intestinales toman se posición anatómica.

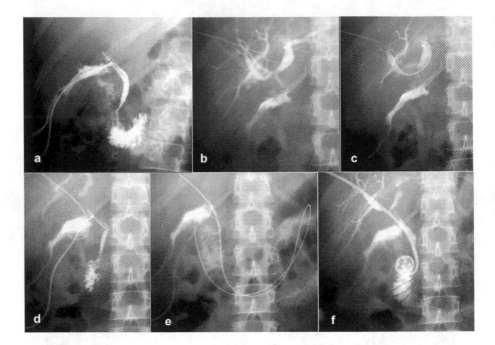

Fig.- 52.- Paciente referido por presentar importante gasto biliar por el penrose. a.- La colangiografía a través de sonda "T" muestra el colédoco y el paso del opaco a través de Oddi con caracteres normales, no de demuestra el conducto hepático y existe fuga del material de contraste a través del Penrose. b.- La colangiografía percutanea demuestra moderada dilatación de las vías biliares intrahepáticas, el conducto hepático común de aspecto normal y la fuga del opaco a través del drenaje. c.- Se punciona otro conducto biliar para la introducción fácil de la guía de Cope llevándola del hepático der. al izq. d.- Se introduce medio de contraste a través de sonda en "T" para dibujar el conducto colédoco y orientar la guía de Cope hacia dicho conducto lográndose su catéterización y e.- la reposición de la guía .018" por una .035 introduciéndose hasta el ángulo de Treitz. f.- Colocación de drenaje biliar mixto.

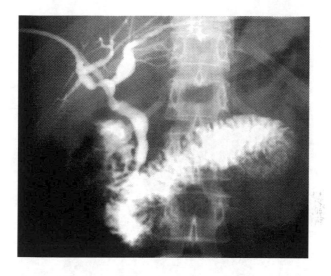

Fig.- 53 El control colangiográfico cuatro meses después muestra las vías biliares con características normales.

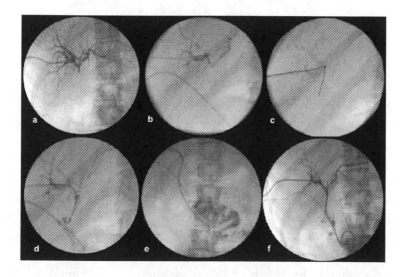

Fig.- 54.- Paciente con drenaje biliar externo apreciándose las vías biliares intrahepáticas normales; se dibuja el hepático común únicamente en su extremo proximal; b.- se le había dejado una sonda de alimentación hacia intestino. c.- la guía de Cope se dirige distalmente a través del conducto hepático lográndose la catéterización del colédoco, d. Se dibuja el asa intestinal y se deja un drenaje biliar mixto, e y f. El paciente evoluciona satisfactoriamente sin requerir cirugía.

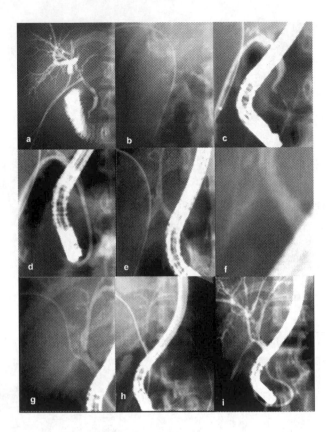

Fig. 55.- Paciente post-operado de vesícula con exploración de vías biliares, referido de otra institución con dos sondas, una en "T" y otra de alimentación. a.- La colangiografía realizada a través de la sonda en "T", revela que su rama inferior se localiza en colédoco el cual es normal así como el vaciamiento del opaco a duodeno por el esfínter de Oddi; la rama superior, que es muy corta, se aboca al hepático izquierdo. Hay sección del hepático derecho y en este se localiza la sonda de alimentación. b.- La guía introducida en la colangiografía percutanea se logra introducir en el trayecto de la sonda de alimentación. c.- Se retira la sonda en "T" y se introduce catéter 8 Fr. Orientándolo distalmente y se franquea el Oddi, d.- Por colangiografía endoscópica se introduce una guía larga y se canula el catéter introducido a través de la fístula de la sonda "T". e y f.- Por la guía de la colangiografía percutanea se posiciona un catéter, retirándose la guía correspondiente y a través de este catéter, en el exterior, se introduce la guía del endoscopio hasta el sitio de acceso percutanea de la colangiografía; g.- se tensa la guía deshaciendo el asa realizada en la maniobra previa, cuya rectificación–h- y f.- permite la colocación del drenaje biliar mixto.

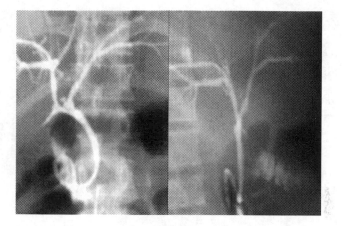

Fig.- 56.- Paciente del caso anterior con imágenes en A. P. y lat. que muestra la unión del hepático derecho seccionado con el resto del la vía biliar. Se aprecia una reparación anatómica integra. El paciente ya no requirió cirugía.

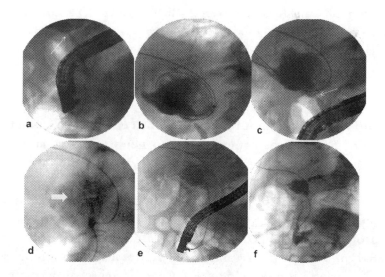

Fig.57.- a.- Colangiografía endoscópica que muestra estenosis (flecha) y extravasación del opaco en iatrogenia biliar; b.- por colangiografía percutanea se introduce guía, la cual se enrolla a nivel de la fuga sin lograr franquear la estenosis; c.- por endoscopía se introduce asa y con maniobras conjuntas del radiólogo intervencionista y el endoscopista, se atrapa la guía, se tracciona venciendo la estenosis y se deja en duodeno e. f.- Colocación de drenaje biliar mixto.

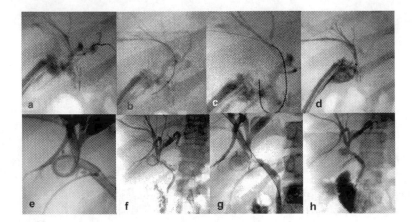

Fig.- 58.- Iatrogenia biliar. a.- Sección del colédoco y extravasación del opaco y dibujo del drenaje Zaratoga; b.- introducción de guía por colangiografía percutanea; c.- la guía se enrolla a nivel de la fuga; d.- se deja catéter de drenaje externo. e.- Una semana después se retira el Zaratoga y se introduce guía a través de drenaje y orientándose distalmente, previa visualización del colédoco a través de la sonda en "T" colocada en la cirugía, f.- se introduce la guía en el colédoco, g.- se retira sonda en "T" y h.- se deja drenaje biliar mixto.

ESTENOSIS / STENT

Una lesión que frecuentemente encontramos en vías biliares, tanto en los procesos neoplásicos como en los no neoplásicos es la estenosis, misma que, aunque la oclusión no sea total, actúa como tal.

Existen varias formas de tratarla, todas ellas en forma mecánica, dilatando dicha zona por medio de un catéter de angioplastia o en forma progresiva con la colocación de catéteres de diferente grosor, sin embargo, es necesario valorar diferentes aspectos como son la naturaleza de la lesión, si es de origen neoplásico o no y los recursos con los que uno cuenta, para determinar cuál será la más adecuada en cada caso en particular.

Después de la dilatación, con relativa frecuencia hay reestenosis motivo por lo cual se utiliza un dispositivo con forma cilíndrica o tubular, como tutor, para mantenerlo permeable y evitar su colapso después de la dilatación y que se denomina STENT.

En la literatura inglesa generalmente se considera el término Stent [43, 44], como un epónimo derivado del apellido de Charles Thomas Stent (1845 -1901), quien en 1856 patentó un material termoplástico para realizar impresiones dentarias, conocida como "pasta de Stent". Durante la primera guerra mundial, el cirujano alemán J. F. Esser, utilizó la "Pasta de Stent" para fijar injertos de piel en soldados quemados y como soporte para prótesis orales y faciales. Posteriormente el doctor Charles Dotter (1920-1985), considerado el padre de la radiología intervencionista, utilizó el término stent cuando experimentaba con perros y les implantaba espirales de metal en la arteria poplítea y cuando introduce por primera vez la angioplastia transluminal con catéteres coaxiales en 1968 cuando era jefe del Departamento de Radiología en la Universidad de Oregon.

El idioma español es muy rico por lo considero que el anglicismo "stent" debe ser cambiado por prótesis endoluminal, endoprótesis, cánula, férula implantable o implante endoluminal, sin embargo este término esta tan difundido que creo es poco práctico su cambio.

Pueden ser permanentes o temporales y se clasifican según el órgano o conducto en que se implantan.

La mayoría son metálicos en malla o espirales, recubiertos o no, de medicamentos o materiales plásticos, e incluso se están usando materiales biodegradables.

La reestenosis u obliteración con el "stent" puede producirse por la proliferación e hiperplasia del endotelio e incluso puede ser estimulada por el mismo, motivo por lo cual no se indica su uso en procesos benignos. A esto hay que agregar que los depósitos de sales biliares y de material que refluye del intestino favorecen la oclusión.

En los de origen maligno pueden utilizarse ya que habitualmente el paciente fallece por la enfermedad de fondo antes de producirse una nueva oclusión, sin embargo el crecimiento tumoral puede realizarse a través de la malla o por arriba o debajo de las puntas del Stent ocluyéndolo.

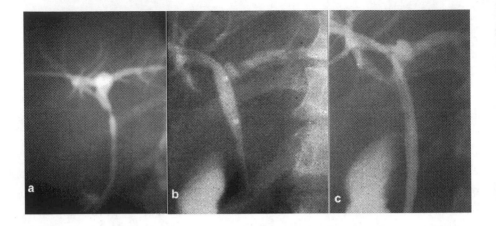

Fig.- 59.- a.- Presencia de estenosis en el tercio superior del hepatocolédoco, b.- dilatación con globo de angioplastía y, c.- resolución de la estenosis.

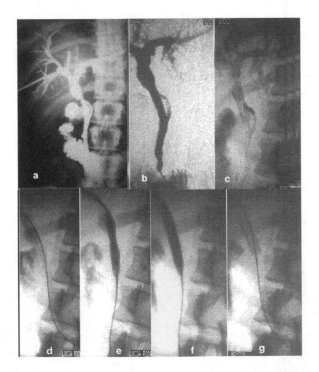

Fig.- 60.- a.- Paciente con estenosis de origen no neoplásico en tercio medio del hepatocolédoco, b.- colocación de Stent de Palmaz y c.- buen funcionamiento del mismo. d, e, f y g, pasos sucesivos de la colocación del Stent.

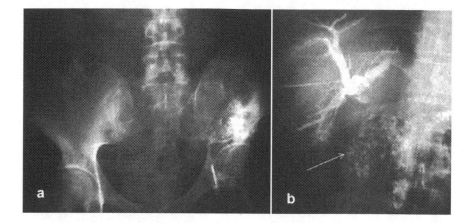

Fig.- 61.- a.- Paciente con sarcoma a nivel del iliaco izq. que presenta un cuadro de ictericia obstructiva, b.- la colangiografía percutanea muestra dilatación de vías biliares con obstrucción a nivel de la carina biliar, apreciándose calcificación amorfa en la vecindad de la obstrucción.

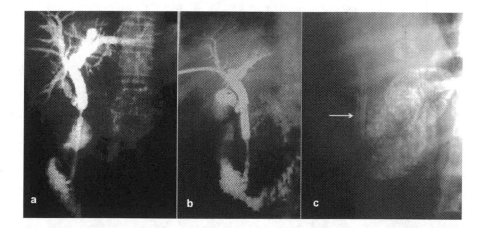

Fig.- 62.- a y b.- paciente de la imagen previa al que se le coloca un Stent de Palmaz y c.- el paciente tenía antecedentes pancreatitis y la calcificación se encontraba en la cabeza de páncreas.

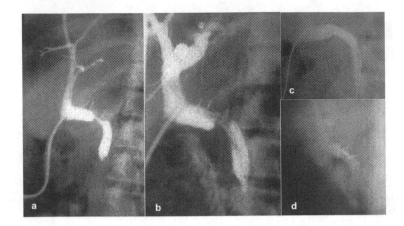

Fig.- 63.- a.- Paciente con colecistectomía abierta que presenta severa estenosis en tercio medio del colédoco, **b.-** en la zona de estenosis únicamente se encuentra la rama inferior de sonda en "T" y se aprecia la presencia de clips metálicos colocados durante la cirugía, **c.-** colocación de stent de Palmaz y **d.-** control con colangiografía endovenosa y tomografía lineal un año después, mostrando la vía biliar normal. Siete años después de la colocación del stent el paciente se encontraba asintomático.

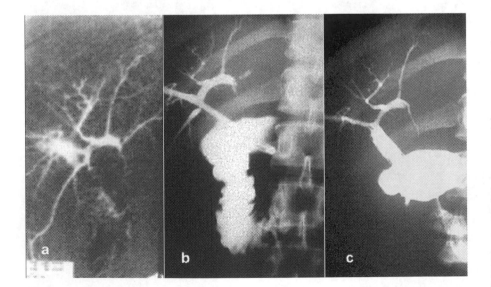

Fig.- 64.- a.- Colangiografía percutánea en Iatrogenia biliar mostrando sección de vía biliar tipo Bismuth III, **b.-** colocación de drenaje biliar mixto y **c.-** colocación de stent de Palmaz.

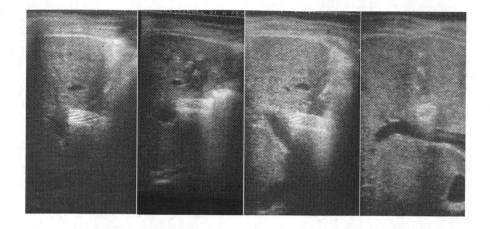

Fig.- 65.- Control del paciente previo observándose con ultrasonido la situación del stent y su relación con estructuras vasculares vecinas. No hay dilatación de vías biliares.

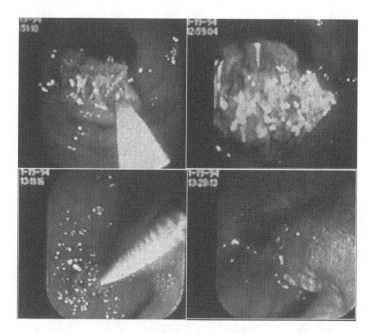

Fig.- 66.- el mismo paciente presentó cuadros periódicos de ictericia obstructiva. Por endoscopia se observo que la fibra de la comida ingerida se quedaba atrapada en la malla del stent, requiriendo su remoción. Tres años después fue operada siendo la remoción del stent parcial por la endotelización.

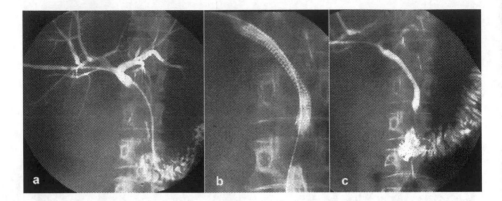

Fig.- 67.- Paciente con carcinoma de cabeza de páncreas y oclusión total de la vía biliar, a.- colocación de drenaje mixto, b.- colocación de stent Strecker, c.- se aprecia una vía biliar normal con descompresión y buen vaciamiento a nivel del Oddi.

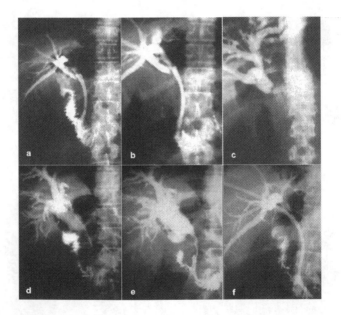

Fig.- 68.- a y b.-. Paciente con carcinoma de cabeza de páncreas con stent en hepatocolédoco que a pesar de un buen funcionamiento se obstruye por crecimiento tumoral, c.- la obstrucción total se presento 18 meses después de la colocación de la prótesis, d.- por medio de la colangiografía percutánea se introduce guía y se franquea el stent ocluido permitiendo f.- la colocación de un drenaje mixto.

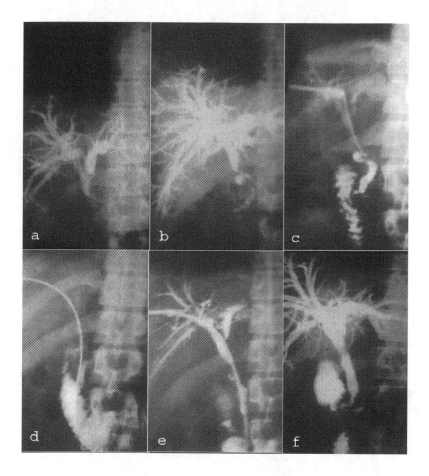

Fig.- 69.- a.- Paciente con lesión de la vía biliar provocado por quemadura (termofulguración) durante la cirugía, b.-. angulación, estenosis y formación pseudodiverticular, c.- negociación con la guía de la estenosis y angulación, d, e y f.- colocación de stent de Palmaz, con adecuado vaciamiento biliar a intestino.

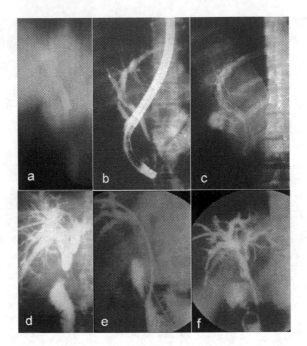

Fig.- 70.- a.- El mismo paciente previo que a pesar del aparente buen funcionamiento del stent y cuyo control a los 18 meses por medio de colangiografía endovenosa lo demuestra; a los tres y medio años presenta cuadro clínico de obstrucción biliar mostrando hiperplasia de endotelio y d.- oclusión total. e.- paso de guía y dilatador con, f.- colocación de drenaje biliar mixto.

El manejo de las estenosis biliares representa un gran problema por las frecuentes recidivas. En las lesiones de origen maligno la colocación de prótesis metálicas es un buen recurso. En las lesiones de origen "benigno", y lo pongo entre comillas porque tan maligno es uno como el otro ya que si no se resuelve la estenosis, la colestasis lleva al paciente a daño hepático y finalmente a la muerte.

Los drenajes biliares externos, internos o mixtos, de material plástico, colocados por radiología intervencionista o por endoscopía, se ocluyen a los tres meses como promedio siendo necesaria su reposición. Por endoscopía se introducen a la oclusión del mismo, otro u otros más siendo en ocasiones difícil por la presencia del previo. Por radiología intervencionista la reposición se realiza fácilmente porque se tiene la vía de acceso.

En la estenosis no neoplásica, con la colocación de un Stent metálico obtenemos un 60% de éxito, con la dilatación con balón se obtiene un éxito similar.

Hemos recurrido a un procedimiento de dilatación progresiva mecánica con dilatadores plásticos. Como en promedio a los tres meses se ocluyen los drenajes, hemos aprovechado este factor para reponer dicho drenaje aumentando de calibre en forma progresiva, catéteres o sondas multifenestradas desde 8 a 18/22 Fr. en un lapso de 18 a 24 meses con lo que hemos logrado en éxito del 85 %[45]. Este tiempo se adopto por ser el promedio que en consenso de muchos cirujanos han tenido resultados satisfactorios por ejemplo en las sondas sinfín. Actualmente hemos reducido el tiempo a 12 meses, pero con dilataciones de 18 a 22 Fr.

La presencia de estos catéteres multifenestrados permiten mantener permeable la luz de la vía biliar, su presencia física actúa como férula, los recambios no requieren que el paciente se hospitalice y el paciente tiene una buena calidad de vida, con moderado disconfort por la presencia de la sonda en su costado pero puede desarrollar todo tipo de actividades.

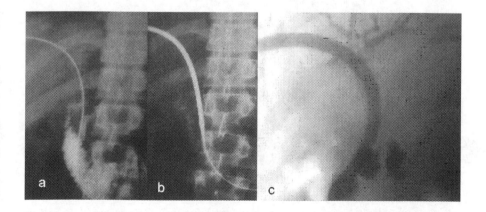

Fig.- 71.- a, b y c.- pasos sucesivos de aumento de calibre de drenajes.

SONDA SINFIN

Criterio quirúrgico que permite mantener patente la unión biliointestinal durante un periodo largo de tiempo (?), facilitando el control y la reposición de la sonda cuando sea requerido. Es utilizado para tratarla estenosis en la unión biliodigestiva quirúrgica.

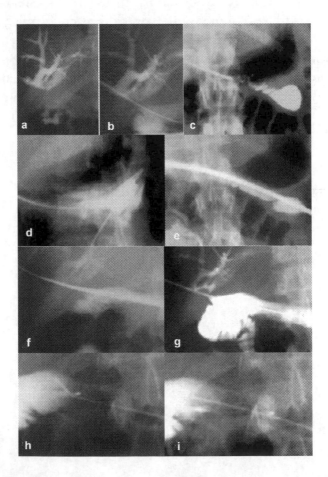

Fig.- 72.- Colocación de sonda sinfín. a.- Colangiografía percutanea en paciente con derivación biliodigestiva quirúrgica con estenosis de boca anastomótica, b.- paso de guía a través de estenosis y se orienta al asa ciega, c.- se marca el asa ciega con medio de contraste, d.- punción del asa y paso de guía, e.- dilatación del tracto hasta la estenosis, f y g.-, h.- introducción de canastilla a través de la punción hepática para atrapar la guía y i.- sacarla al exterior y colocar la sonda sinfín.

Se recomienda al cirujano dejar el asa desfuncionalizada fija a pared abdominal y dejar marcas opacas a los rayos X para poderla puncionar en caso de requerirlo. Cuando no tienen marcas el acceso es percutáneo transhepático, vencer la zona de estenosis y localizar el asa "ciega" para marcarla con medio de contraste hidrosoluble.

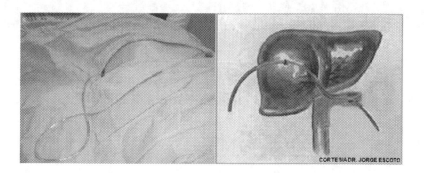

Fig.- 73.- Paciente con sonda sinfín y esquema respectivo.

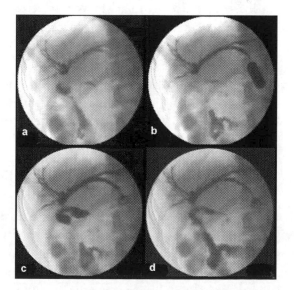

Fig.- 74.- Resultado de la dilatación progresiva mecánica, mostrando la amplitud y buen funcionamiento de la boca anastomótica dilatada. a.- vía de acceso rama biliar izquierda, b.- inyección de medio de contraste en tracto fistuloso a nivel de piel, c.- vaciamiento total del opaco y presencia de buena boca anastomótica y, d.- vaciamiento satisfactorio a asa intestinal.

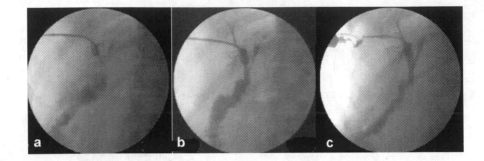

Fig.- 75.- Control a los treinta días de retirada la férula, a.- se dejo un catéter para fines de control, b.- el medio de contraste inyectado muestra una boca anastomótica adecuada con, c.- buen vaciamiento a intestino.

Después de ser retirado el catéter y para control a largo plazo del resultado del manejo de las estenosis, al paciente se le practica pruebas de funcionamiento hepático inicial (al ser removido el drenaje), uno cada tres meses en el primer año; el segundo año se le realiza uno cada seis meses, y del tercer al quinto año uno, posteriormente si los resultados son satisfactorios se da de alta. Toda esta información se registra y se compara con los resultados previos lo cual nos ha marcado el 85t% de resultados positivos.

Cuando se presenta alguna información sospechosa de que el paciente tenga recidiva de obstrucción biliar, se procede a realizar estudios de imagen como US y si se requiere, se hace una nueva colangiografía percutánea.

DERIVACIÓN BILIO-DIGESTIVA PERCUTÁNEA

Ante la obstrucción total de la vía biliar, o la presencia de una estenosis muy severa en un proceso no neoplásico, habitualmente por iatrogenia, y en pacientes con expectativa de una vida normal, una alternativa para tratar de resolver este problema es la Derivación Bilio Intestinal Percutánea, termino designado para establecer una fístula biliointestinal por vía percutánea.

El procedimiento se inspiró en la presencia de fístula blioduodenal, observada en algunos pacientes como secuela quirúrgica de vías biliares fig.- 76.

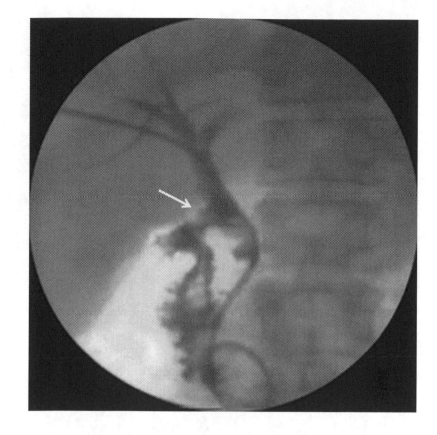

Fig.- 76.- Paciente con cirugía de vías biliares con cierre primario, sin sonda "T", con litiasis residual y fístula bilioduodenal iatrogénica (flecha).

Además del hallazgo de la fístula bilioduodenal existen dos estudios de radiología intervencionista realizados con éxito, en donde dos estructuras vecinas se comunican, los TIPS y la derivación biliogástrica.

En estos estudios se aprovecha la relación estrecha entre dos estructuras anatómicas vecinas, para establecer una comunicación entre las mismas por medio de una punción y mantenerla patente por medio de una prótesis, los TIPS [46] (la comunicación es entre una vena suprahepática y una rama de vena porta) y la derivación biliogástrica desarrollada por Tipaldi [47], que es la comunicación es entre el conducto hepático izq. y el estómago.

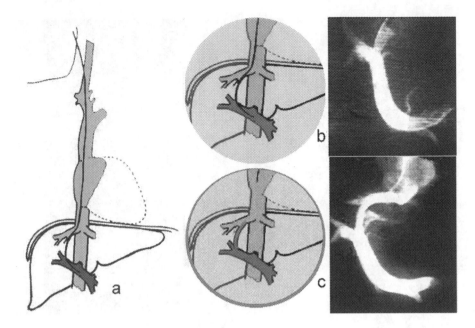

Fig.- 77.- TIPS. Esquema que muestra la vía de acceso yugular, cava sup., aurícula der. cava inf. y vena susprahepática y la punción a rama de vena porta, b.- acercamiento en esquema y radiológico de la punción y c.-colocación de la prótesis con permeabilidad de la misma.

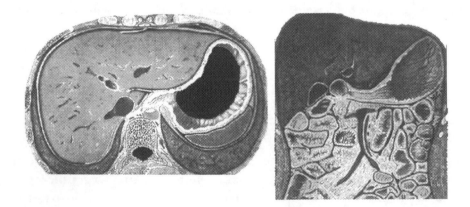

Fig.- 78.- Bases de la derivación biliogástrica. Esquemas en corte axial y longitudinal que muestra la estrecha relación entre el conducto hepático izq. y el estómago.

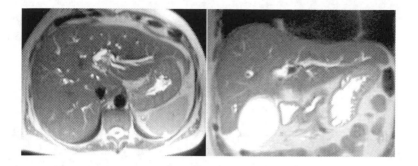

Fig.- 79.- Imágenes de resonancia magnética ratificando la estrecha relación entre el conducto hepático izq. y estómago.

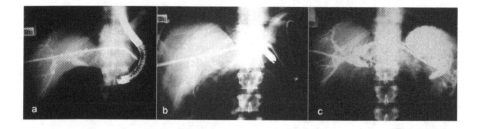

Fig.- 80,. Paciente sometido a derivación biliogástrica apreciándose en a.- colocación de la aguja de Rösch-Uchida desde el conducto hepático der. al izq., b.- punción y paso de guía a estómago y c.- colocación de drenaje biliogástrico y buen paso del opaco de vías biliares a estómago. El estudio se realizó bajo control endoscópico, Fig.- 80.

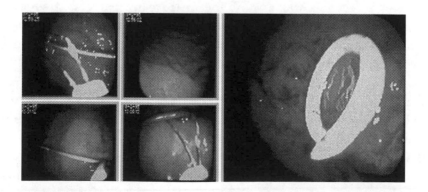

Fig.- 81.- Control endoscópico apreciándose la punción, paso de la guía y el drenaje con paso de bilis a estómago.

La derivación bilioentérica percutánea, técnica desarrollada por el suscrito consiste en realizar una fístula bilio-Intestinal por medio de una punción, aprovechando la relación estrecha que existe entre el conducto hepático común y el bulbo duodenal o el asa intestinal desfuncionalizada en pacientes con derivación bilioentérica previa.

Está indicada en pacientes con obstrucción "alta", cirugía reparadora muy difícil o "imposible" o con múltiples cirugías o, cuando rehúsa una nueva cirugía. En enfermos de alto riesgo y sobre todo en aquellos con expectativa de una vida normal.

El procedimiento se realiza después de la colangiografía percutánea con derivación biliar externa, y ante la obstrucción total o estenosis muy severa que no se ha podido franquear y con la seguridad de no poder realizarse un drenaje mixto.

Se aprovecha el acceso a la vía biliar de la derivación biliar externa y con verificación radiológica de la relación estrecha entre el conducto hepático común y bulbo duodenal, o el asa desfuncionalizanda, se realiza una punción dirigida bajo control fluoroscópico.

La localización del bulbo duodenal al iniciar este estudio se lograba visualizando directamente la situación del endoscopio, posteriormente con la presencia de gas en el bulbo duodenal, logrado con la ingestión de una bebida carbonatada.

La buena tolerancia del estudio permite realizarlo con analgesia y sedación con 10 a 15 mg se Nalbufina subcutánea, únicamente se ha recurrido a anestesia general cuando no ha existido cooperación del paciente como ocurre en los niños.

Inicialmente la punción se efectuó utilizando una parte del sistema de Rösch-Uchida[1], utilizada para la derivación postosistémica percutanea, es decir la aguja guía de punción con su funda y el estilete con su funda. Posteriormente este equipo se modificó recortando la aguja guía y utilizando una aguja de Chiba en lugar del estilete con funda. La punción se realiza con la ayuda de la aguja

---

[1]   COOK MEDICAL

guía. De manera semejante a la técnica con aguja fina utilizada en la colangiografía percutánea, se va retirando la aguja o el catéter inyectando lentamente el medio de contraste yodado hidrosoluble; al ver paso del opaco a la luz intestinal se introduce una guía vascular para mantener relacionadas la vía biliar y el asa intestinal.

A continuación se dilata la unión y se introduce el drenaje plástico 8 a 8.5 Fr. Se verifica la permeabilidad biliar a intestino y la ausencia de fuga. Posteriormente se continúa manejando dicha unión con dilataciones progresivas como lo realizamos en los pacientes con estenosis de la vía biliar.

El proceso adherencial, como secuela quirúrgica, facilita el éxito de la punción por mantener fijas la vía biliar y el bulbo duodenal o el asa entérica de la derivación bilioduodenal en los pacientes sometidos a este tipo de cirugía. El proceso adherencial evita además la fuga biliar.

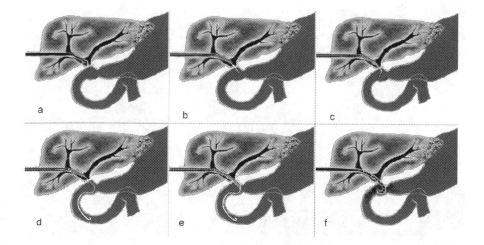

Fig.- 82.- Esquema con los pasos de la técnica del la derivación biliointestinal percutánea, a.- presencia de drenaje biliar externo, b.- punción después de remover el drenaje externo auxiliado con catéter o aguja guía, c.-. inyección de opaco para identificar luz intestinal, d.- colocación de guía, e.- dilatación y f.- colocación de drenaje biliar mixto.

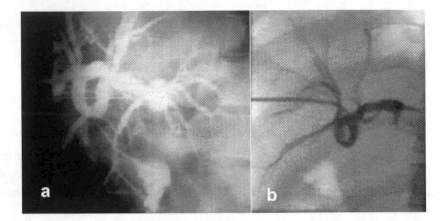

Fig.- 83.- Primer caso al cual se le realizó el estudio. En noviembre de 1993 un paciente de 36 años sufrió iatrogenia de vía biliar, con obstrucción total de las mismas. a.- se le realizó colangiografía percutanea con colocación de drenaje externo ante la imposibilidad de franquear la zona de obstrucción, b.- vaciamiento con descompresión biliar.

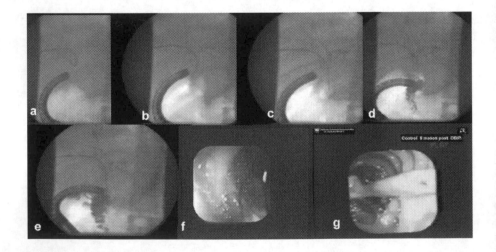

Fig.- 84.- En diciembre de 1993 un mes después, se le realiza drenaje mixto percutáneo. Secuencia: a.- presencia de drenaje biliar externo, b.- remoción del drenaje y colocación de catéter guía, c.- punción con aguja catéter, d.- paso del opaco a luz intestinal, e.- colocación de guía y drenaje biliar mixto, f.- control endoscópico trans estudio y g.- control endoscópico realizado ocho meses después muestra buen funcionamiento del drenaje. El paciente en la actualidad se encuentra vivo y asintomático.

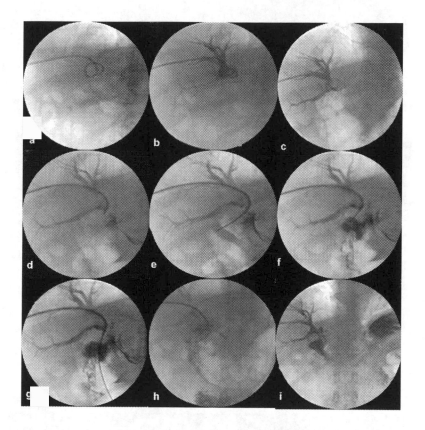

Fig.- 85.- Paciente sometido a derivación blioduodenal al cual se le proporcionó bebida bicarbonatada para localizar el bulbo duodenal; a.- drenaje biliar externo, b y c.- se aprecia la obstrucción total, d.- colocación de catéter guía, e.- punción, f.- paso del opaco a bulbo duodenal, g.- introducción de guía a duodeno y estómago, h.- dilatación y i.- colocación de drenaje biliar mixto con comprobación de paso del opaco de vía biliar a bulbo duodenal y ausencia de fuga.

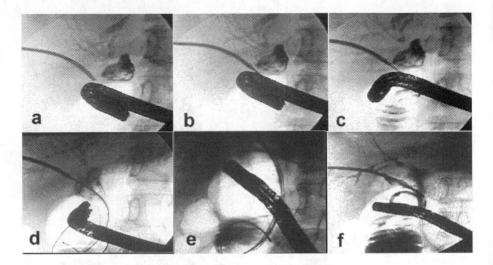

Fig.- 86.- Derivación blioduodenal con asistencia endoscópica; a.- aguja guía orientada hacia el endoscopio, b.- punción con aguja-catéter, c.- inyección del medio de contraste a intestino, d.- introducción de guía vascular, e.- dilatación del tracto y f.- colocación y prueba de funcionamiento del drenaje mixto.

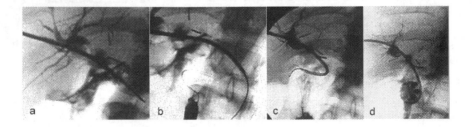

Fig.- 87.- Derivación blioduodenal percutanea sin asistencia por endoscopía mostrando en a.- punción, b.- paso de guía, c.- dilatación y d.- colocación de drenaje biliar mixto y control de buen funcionamiento.

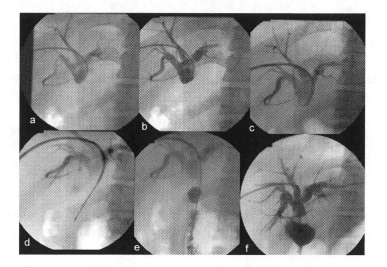

**Fig.- 88.- Derivación bilioduodenal percutanea, a.- drenaje externo, b.-
remoción del drenaje externo y colocación de catéter guía, c.- orientación
del catéter guía para la punción, d.- punción, e.- verificación del paso del
opaco al duodeno y f.- colocación y buen funcionamiento del drenaje mixto.**

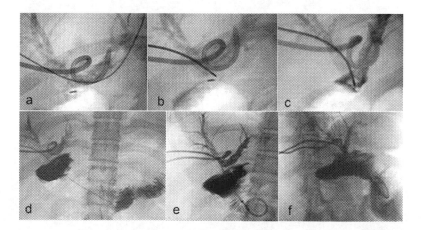

**Fig.- 89.- Cuando el catéter de drenaje mixto no tiene la adecuada situación
para utilizar la vía de entrada es conveniente realizar una nueva punción
de la vía biliar para efectuar la derivación bilioentérica. a.- presencia de
drenaje externo y nueva punción cateterizando el hepático derecho con el
izquierdo, b.- colocación de aguja guía, c.- orientación de la aguja guía para
la punción, d.- punción y colocación de guía vascular, e y f.-drenaje mixto
con buen funcionamiento.**

El instrumental lo modifiqué desde el utilizado en el primer paciente hasta el último. Como elemento guía de la punción se utilizo en primera instancia la aguja del set de Rösch-Uchida y el estilete con su funda y en ocasiones un catéter corto 8.5 Fr. cuya luz aceptaba un catéter 5 Fr. y el estilete del set antes mencionado.

La modificación consistió en recortar la aguja guía de 51.5 cm a 15 cm., ajustar el catéter funda a la nueva dimensión de la aguja y utilizar una aguja de Chiba de 22 G con 20 cm. de longitud, una guía vascular Coope, de nitinol con punta de platino .018" y un sistema de recambio de guías de .018" a .035" tipo Neff[II], guía vascular metálica con punta "J" de 3mm de radio.

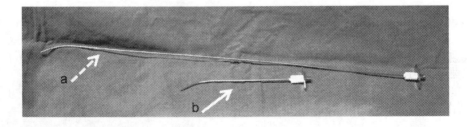

Fig.- 90.- a.- Aguja guía de Rósch-Uchica original, flecha punteada y b.- aguja guía recortada.

[II]   COOK MEDICAL

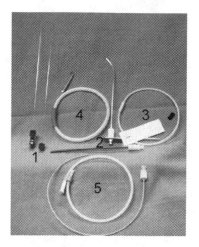

Figs. 91.- Ultimo instrumental usado en la derivación biliointestinal percutanea. 1.- aguja de Chiba, 2.- aguja guía corta y funda respectiva, 3.- guía Coope .018", 4.- guía vascular .035 "J" metálica y 5.- catéter 5 Fr. ajustado la punta para guía .018", a.- aguja de Chiba 20 cm long. y b.-aguja guía corta y con su funda

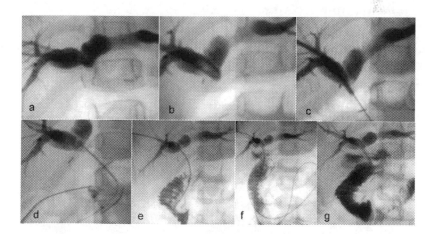

Fig.-92.-. Paciente femenina de 5 años de edad pos operada de quiste de colédoco. a.- colangiografía percutanea mostrando obstrucción total de vía biliar a nivel de la carina, b.- colocación de la aguja guía corta, c.- punción con la aguja de Chiba, d.- paso de guía Coope con catéter 5 Fr, e.- visualización de asa intestinal con medio de contraste, f.- paso de guía vascular "J" .035" y g.- colocación de drenaje mixto y demostración de buen funcionamiento.

Se han realizado 44 procedimientos percutáneos obteniéndose éxito en 38 (86 %).

En 5 no se logro el seguimiento a largo plazo.

Un paciente fue sometido a cirugía derivativa 24 hrs. después del drenaje utilizando el mismo como guía.

En 5 de los 38 pacientes se presentó estenosis (13 %), sometiéndose a protocolo de dilación progresiva.

En 26 pacientes (69%) se logro la comunicación biliointestinal en un primer intento.

Se tuvo éxito en los otros 12 en el segundo intento (31%).

En los primeros 6 pacientes se utilizó asistencia de endoscopia en la realización del procedimiento.

No se presentaron accidentes y no existió mortalidad.

De acuerdo con la clasificación de Bismuth[48], el grado Nº 4 requeriría de una doble punción, lo cual no hemos realizado.

Todas las punciones han sido transhepáticas derechas.

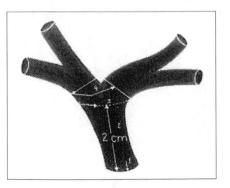

Fig.- 93.- Clasificación de Bismuth de acuerdo a sitio de lesión de la vía biliar.

En conclusión considero la derivación biliointestinal percutánea como una nueva opción terapéutica, segura en manos experimentadas.

El procedimiento se realiza en el 95% de los casos con analgesia y anestesia local.

Tiene baja morbilidad y no hemos tenido mortalidad,

El paciente tiene buena calidad de vida y únicamente presenta moderado disconfort por la presencia del catéter colocado hacia el exterior, sin embargo puede integrarse a sus actividades prácticamente de inmediato y su evolución es controlada en consulta externa.

La estancia hospitalaria es baja ya que únicamente el paciente se hospitaliza por el procedimiento en sí, de uno o dos días; el recambio progresivo de drenajes se realiza sin que haya necesidad de hospitalizarlo.

La disminución de la estancia hospitalaria aumenta la capacidad de atención de los pacientes y se abaten costos de operación.

Es muy importante y fundamental la estrecha comunicación y trabajo en conjunto con el médico o grupo de médicos tratantes.

COMPLICACIONES

Las complicaciones referidas por Marions y cols.[49] para la colangiografía percutánea están en un rango del 5% y .5% de mortalidad. Las reportadas por Okuda y cols. y Nakayama cols. mencionados previamente son similares23, 40.

El drenaje biliar (interno, externo o mixto), tiene las mismas complicaciones de la colangiografía percutánea transparietohepática y me atrevo a decir que es menor ya que con el drenaje se abate el problema de colestasis y fuga biliar.

Las complicaciones que se menciona en la literatura no son uniformes, por ejemplo, se habla de anemia, hipotensión, hemobilia, sangrado, hemoperitoneo, etc. Son entidades que reflejan un solo concepto, que es la hemorragia la cual puede deberse a diferentes motivos; lo mismo ocurre con la fuga biliar, biloma, biliperitoneo y absceso, colangitis, fiebre y sepsis.

Otra complicación importante es el neumotórax y el hemoneumotórax.

Aunque en las complicaciones que se mencionan no existe un explicación extensiva del porque se presentan, conviene, para tratar de comprender los factores que las ocasionan, enlistarlas y analizarlas.

Neumotórax,

Hemorragia.

Fuga biliar.

Sepsis.

Muerte

NEUMOTORAX

Esta complicación se presenta cuando se punciona la pleura o inclusive la pleura y parénquima pulmonar.

Esto es ocasionado por una mala selección del sitio de punción para la rama derecha de vías biliares, para lo cual es indispensable conocer la situación anatómica de la pleura y la modificación de la topografía que presenta durante la inspiración y espiración.

Estos procedimientos se realizan bajo control fluoroscópico y con anestesia local y aun cuando el paciente este sedado, responde a nuestras indicaciones como por ejemplo al solicitarle apnea para efectuar la punción. Para evitar el daño pleural y pulmonar, debemos apoyarnos con la fluoroscopía y valorar el sitio de punción señalándolo con un objeto radiopaco y solicitando al paciente que realice una inspiración profunda y ver si la excursión diafragmática y por ende al ángulo costofrénico se encuentra por encima del sitio seleccionado, de no ser así hay que rectificar la selección del sitio de punción.

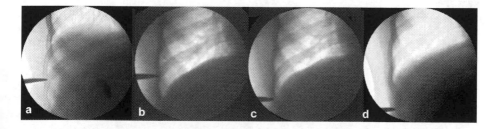

Fig.- 94.- Imágenes realizadas solicitando al paciente el efectuar una espiración e inspiraciones profundas y marcando con la punta de una pinza el sitio probable de punción. a.- espiración profunda marcando el 9° espacio intercostal a nivel de línea axilar media derecha, b.- inspiración profunda con la marca en el 9° espacio intercostal, c.- inspiración profunda con marcaje a nivel del 10° espacio intercostal y d.- con marcaje a nivel del 11° espacio intercostal.

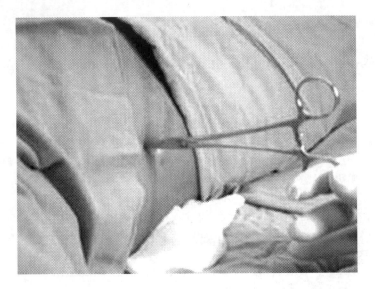

Fig.- 95.- Marcaje del sitio de punción seleccionado por topografía.

HEMORRAGIA

La hemorragia consignada en la literatura como anemia, hipotensión, hemobilia, hemoperitoneo tienen un punto en común y es la fuga de sangre.

Existen dos factores que inciden en este problema, el primero reside en el paciente y el segundo en el médico que realiza el procedimiento.

Los pacientes con problema de obstrucción biliar presentan frecuentemente alteración de los factores de coagulación debido al daño hepático y la colestasis por lo que es muy importante tener este parámetro dentro de límites normales, de no ser así es indispensable adecuarlos administrando vitamina K, plasma, etc.

El principal factor de mortalidad es el sangrado que se presenta cuando se encuentran alterados los factores de coagulación. Si el sangrado no es detectado a tiempo y se corrige por medio de cirugía o por métodos de radiología intervencionista el paciente fallece, esto explica el porqué en un principio, antes de la técnica con aguja fina descrita por Okuda, la colangiografía percutánea era aceptada como estudio prequirúrgico.

Otro factor que incide en la hemorragia es que el hígado es una glándula muy vascularizada, encontrando el aporte de la arteria hepática, vena porta y las suprahepáticas o venas hepáticas. Los conductos biliares corren paralelamente con las ramas de la arteria hepática y vena porta y durante el procedimiento siempre se puncionan estas. Esta situación anatómica va a explicar otros factores que mencionaremos posteriormente al hablar de los catéteres utilizados en los drenajes.

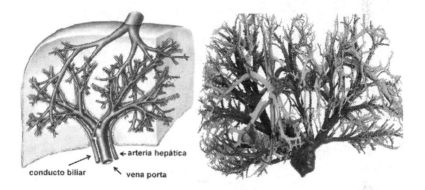

Fig.- 96.- Esquema de irrigación hepática con conductos biliares y molde de los vasos que irrigan al hígado.

Muchas veces son varios los factores que inciden en una complicación por ejemplo, en la hemorragia, si además de encontrar alterados los factores de coagulación, el médico que realiza el estudio desconoce las características de los catéteres de drenaje, el manejo y la técnica para colocarlos puede propiciar dicho sangrado.

La característica esencial de los catéteres de drenaje es la forma que tienen en el extremo distal y que presentan orificios y como están estos localizados.

Los catéteres de drenaje para vías urinarias y para drenaje de abscesos tienen orificios únicamente en el extremo distal, en el contorno interno de la "cola", esto es con el fin de evitar que al colapsarse la cavidad en donde está alojado, las paredes los obstruyan. El catéter biliar tiene orificios en el extremo distal y en una porción próxima al mismo.

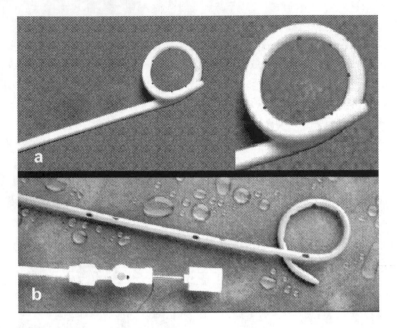

Fig.- 97.- a.- Catéter de drenaje urinario o para abscesos, b.- catéter de drenaje biliar.

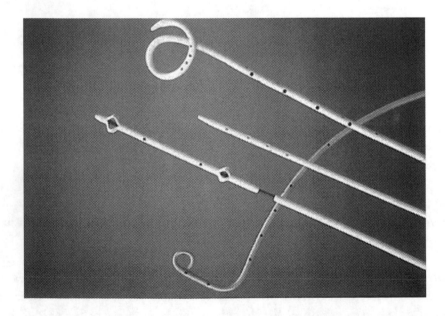

Fig.- 98.- Diferentes catéteres de drenaje biliar proporcionados por diversos proveedores, incluyendo una prótesis para drenaje interno.

El tipo de catéter de drenaje y su colocación pueden ser motivo de hemorragia. Estos catéteres tiene una cánula que se requiere para su correcta colocación, ya que pueden doblarse fácilmente en el espacio comprendido entre pared costal e hígado, lo que favorece la lesión de cápsula hepática y sangrado.

La cánula de los drenajes sirve para rectificar la curvatura propia de la "cola" así como para dar tono y evitar la mala colocación y evitar que el catéter se doble.

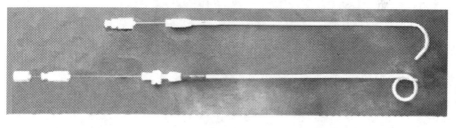

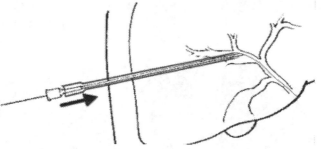

Fig.- 99.- Catéter de drenaje con la canula parcialmente y completamente retirada y esquema mostrando la cánula para facilitar la colocación del drenaje y evitar se doble.

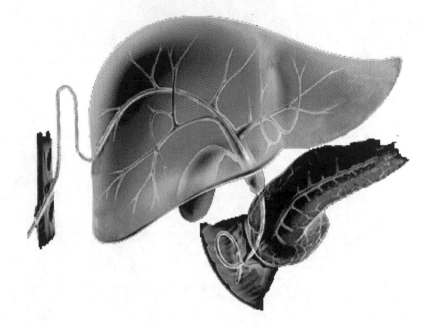

Fig.- 100.- Catéter con dobles entre pared costal y pared hepática.

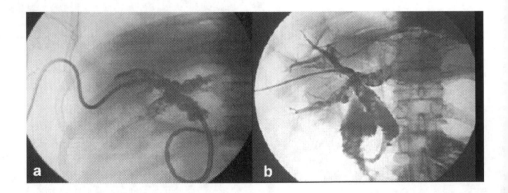

Fig.- 101.- a,- mala colocación del drenaje existiendo doblez del catéter, b.- rectificación posicionando adecuadamente el drenaje.

Las diferencias de los diferentes catéteres de drenaje juegan también un papel muy importante en la posible naturaleza del sangrado, aun cuando el paciente no tenga problemas de coagulación.

La característica principal del catéter de drenaje biliar, es la presencia de orificios en el extremo distal y en un segmento proximal a la punta, estos últimos con el fin de facilitar el pasaje de bilis a través del drenaje, por lo que estas fenestraciones deben de quedar dentro de lumen biliar. Recordemos que el hígado está fuertemente vascularizado por lo que si uno o varios de estos orificios están en el parénquima hepático puede existir comunicación entre la vía biliar y un vaso, provocando hemobilia por diferencia de gradientes.

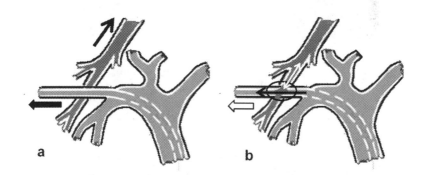

Fig.- 102.- Los agujeros del catéter de derivación se encuentran localizados en la luz de la vía biliar, b.- en este caso parte de los orificios están en parénquima hepático y en comunicación con un vaso (círculo) lo que motiva la hemobilia.

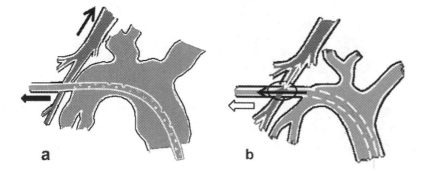

Fig.- 103.- Situación similar al caso previo pero en a.- la vía biliar esta dilatada y b.- al descomprimirse el catéter modifica su situación quedando los orificios a nivel de un vaso.

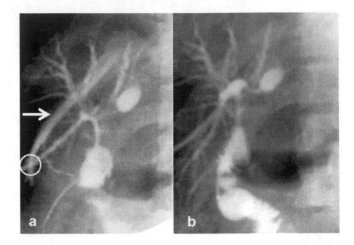

Fig.- 104.- a.- Documentación radiográfica de la comunicación entre vía biliar y una vena suprahepática (circulo) y **b.-** al modificar la posición del drenaje cede la hemobilia.

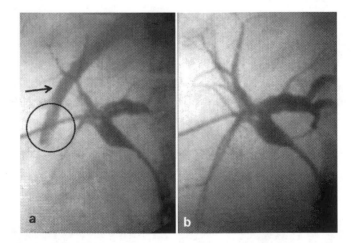

Fig.- 105.- Misma situación que el ejemplo previo en donde la comunicación entre la vía biliar y una vena suprahepática se establece (circulo) y cede al corregirse la situación del drenaje.

Con lo antes mencionado se explica el porqué cuando Nakayama y colaboradores [23] mencionan en su estadística de complicaciones que, en cuatro pacientes con hemobilia en tres se corrigió con lavado y remoción del drenaje.

FUGA BILIAR

Otro aspecto importante relacionado con la característica del catéter y su colocación tiene que ver con otra complicación que es la fuga biliar y su consecuencia en la formación del biloma y la presentación del biliperitoneo.

Así como la presencia de perforaciones del catéter de drenaje biliar a nivel del parénquima hepático puede favorecer la presencia de hemobilia, la situación de dichas fenestraciones por fuera del parénquima propicia el biloma y el biliperitoneo.

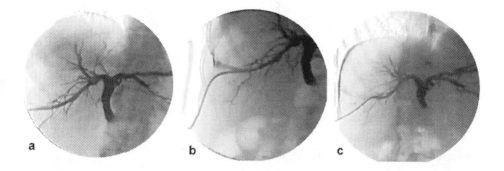

Fig.- 106.- a.- Paciente con drenaje externo y obstrucción total a nivel de colédoco, b.- el drenaje se desplazó hacia afuera quedando las fenestraciones del mismo por fuera del parénquima hepático mostrando fuga del opaco, c.- colección del medio de contraste subfrénico.

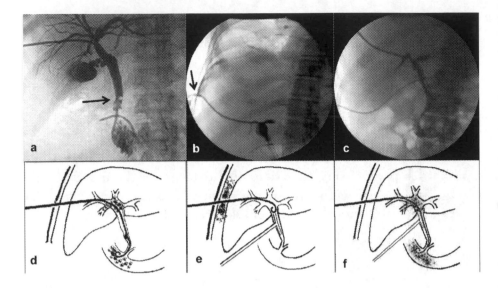

Fig.- 107.- a y d.- paciente con litiasis en colédoco al cual se le colocó drenaje mixto para realizar la cirugía en forma electiva, **b y e.-** después de efectuar la remoción del lito accidentalmente desplazan el drenaje hacia arriba propiciando la fuga biliar (flecha) al quedar las fenestraciones del drenaje fuera del parénquima hepático y, **c y f.-** colocación del extremo distal del drenaje en el duodeno y corrección de la fuga.

La fuga biliar va a generar un biloma y biliperitoneo; el dolor abdominal puede presentarse con ambos.

La colangitis se presenta por la colestasis y al ceder, ésta desaparece. La colangitis y la sepsis puede ser provocada por el manejo sin las condiciones de asepsia indispensables, y esto, aunado a la fuga biliar nos puede dar por resultado la presencia de absceso subfrénico.

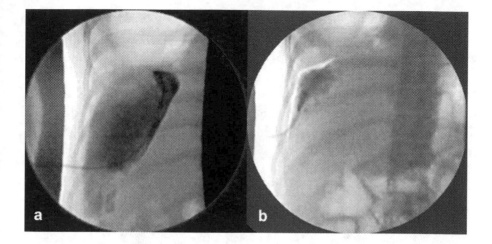

Fig.- 108.- a.- Presencia de absceso subfrénico der. demostrado por la presencia de medio de contraste y b.- su evacuación por medio de un drenaje percutáneo.

Otra complicación que se presenta es la obstrucción de los drenajes y esto puede ser debido a la inversión del flujo y paso de contenido intestinal hacia la vía biliar, por acción de sifón.

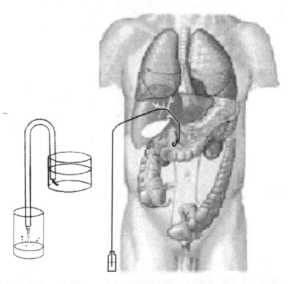

Fi.- 109.- Acción de sifón pasando líquido de un nivel superior. a uno inferior, salvando un nivel intermedio

Los pacientes refieren que los líquidos por ejemplo la leche, son eliminados por el drenaje mixto hacia el exterior cuando no se encuentra cerrado el extremo externo.

Mas que una complicación es un accidente el retiro "involuntario" del drenaje. Se presenta por no tener un adecuado cuidado en el manejo del catéter y es removido por ejemplo en el cambio de ropa de cama o del paciente.

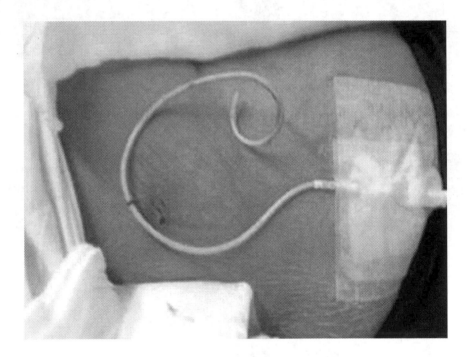

Fig.- 110.- Catéter de drenaje removido de la situación en que fue colocado, a pesar de tener un punto para fijarlo.

Cuando el catéter es removido accidentalmente es conveniente volver a colocarlo recuperando el tracto previo lo cual se logra en las primeras 48 a 72 horas máximo, antes de perder la vía en forma definitiva.

Bajo técnica estéril, la recuperación del tracto se obtiene abocando el pivote de una jeringa en el orificio externo del sitio en donde se introdujo el drenaje e inyectando a presión medio de contraste hidrosoluble. Bajo control fluoroscópico se apreciara el paso del opaco hacia la vía biliar de una manera similar a una fistulografía, dejando dibujado el "camino"; se le indica al paciente efectúe inspiración y espiración moderadas y con una guía hidrofílica se introduce tratando de seguir el camino dibujado hasta la vía biliar, maniobra que debe ser realizada con delicadeza. Al encontrarse la guía en los conductos biliares se procede a la colocación del drenaje con la técnica habitual.

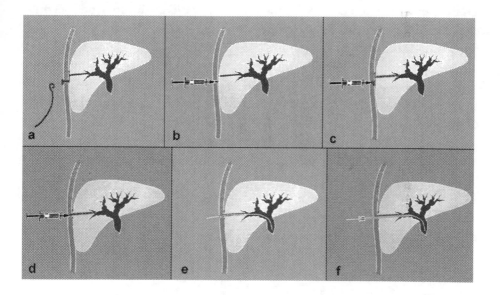

Fig.- 111.- Esquema mostrando los pasos a seguir para la recuperación de un tracto después de la salida accidental de un catéter de drenaje. a.- drenaje fuera de vías biliares, b.- colocación del pivote de una jeringa con medio de contraste, c.-inyección a presión del opaco con visualización del tracto perdido, d.- con movimientos suaves de inspiración y espiración se procura alinear el orificio en piel y el tracto, e.- se introduce guía vascular hasta los conductos biliares y f.- se introduce el catéter de drenaje colocándolo adecuadamente.

CUIDADO Y MANEJO DE LOS CATÉTERES DE DRENAJE

Por lo que hemos visto con anterioridad los catéteres de drenaje juegan un papel muy importante siendo necesario establecer los criterios en su cuidado y manejo.

DRENAJE EXTERNO

Debe permanecer abierto hacia la bolsa colectora, lo que permite evaluar el gasto biliar que en 24 hrs. es de 800 a 1200 ml. aproximadamente.

Vigilar que no se desplace o salga así como también que no exista fuga alrededor del catéter, esto último podría ser indicador de obstrucción del drenaje.

Limpieza en la zona de inserción del catéter para evitar infecciones.

Controles periódicos con ultrasonido y laboratorio, de este último las pruebas de funcionamiento hepático seriadas nos permitirán además documentar la evolución del paciente.

DRENAJE MIXTO

A diferencia del drenaje externo este debe permanecer cerrado pero, en caso de haber existido una importante colestasis se podrá dejar abierto las primera 24 a 48 horas para favorecer la descompresión y tratar de evitar mayor daño hepático, y posteriormente cerrarlo para que la bilis llegue al duodeno con lo cual el paciente tendrá apetito, y mejorara su estado nutricional. La vigilancia del drenaje para evitar que se desplace o salga, el que no exista fuga alrededor del catéter, la limpieza en la zona de inserción del drenaje y los controles periódicos con US y laboratorio son los mismos.

Además es muy importante una buena comunicación y trabajo en conjunto con el médico tratante, el cual implementará la dieta adecuada, prescribirá los sustitutos de bilis, protectores hepáticos, control de electrolitos e ingesta de líquidos.

LITIASIS RESIDUAL

La litiasis biliar residual se presenta cuando un paciente es operado de vesícula con exploración de vías biliares y días después el médico tratante se percata de que algún lito o litos se encuentran en la luz de los conductos biliares, situación sumamente incómoda y molesta tanto para el paciente, familiares y sobre todo para el cirujano. Esta situación no debería de presentarse, sin embargo es un hecho ineludible que se presenta desde que existe este tipo de cirugía.

De acuerdo con Burhenne[38] en una revisión realizada en varias unidades hospitalarias de la unión americana, en 5,000 pacientes (5% es decir 250), fue necesaria una segunda intervención quirúrgica para la remoción de litos residuales.

Esto es debido a diversos factores como es la técnica quirúrgica, la radiológica, variantes anatómicas de la vía biliar y a la combinación de las anteriores.

TÉCNICA QUIRÚRGICA

Considero que la principal falla es la falta de colangiografía transoperatoria o la realización en forma deficiente por un llenado defectuoso de los conductos biliares, hay que tomar en cuenta por ejemplo que el paciente se encuentra en decúbito dorsal en la mesa de operaciones y la disposición anatómica de la rama hepática izquierda es anterior por lo cual su llenado cuesta trabajo, pudiendo por este motivo enmascarar algún lito.

Otro factor es la exploración deficiente o incompleta que se presenta principalmente en los hospitales escuela (curva de aprendizaje, 1 al 22 %).

Otro punto importante no menor que el anterior es el exceso de confianza.

TÉCNICA RADIOLOGICA

La importancia de una buena radiografía reside en el conocimiento de los factores técnicos y características requeridas para el buen logro como es que en espesores mayores de 10 cm. es conveniente la utilización de rejilla para evitar que la radiación secundaria incida en la calidad de la imagen, por lo que la carencia o mala orientación de la misma son factores determinantes.

Hay que valorar bien la toma radiográfica ya que los instrumentos utilizados en la cirugía y las estructuras óseas como son la columna o costillas pueden enmascarar litos.

La reintervención quirúrgica era necesaria para la remoción de la litiasis residual pero hay que señalar enfáticamente que representa un serio problema para el cirujano ya que debido a la cirugía previa, se generan adherencias que dificultan la identificación de las diferentes estructuras anatómicas. Un cirujano experto en este tipo de cirugías puede requerir de 4 a 6 hrs. para identificar vías biliares por lo que la morbilidad y mortalidad aumenten en forma significativa en relación a la operación primaria.

En el manejo de la litiasis residual tenemos los procedimientos quirúrgicos y lo no quirúrgicos.

Como procedimientos quirúrgicos tenemos la coledocotomía con la extracción de litos, la esfinterotomía, la esfinteroplastía y la anastomosis bilio digestiva.

Los procedimientos no quirúrgicos son desde la observación clínica, los lavados con solución salina, la perfusión con colato sódico, heparina y otros con pobres resultados.

El manejo endoscópico es una buena alternativa.

En radiología intervencionista manejamos catéteres, canastillas, sondas y pinzas.

Los primeros intentos se los debemos a Mondet (1962) [50] y posteriormente en 1970 al eminente cirujano argentino Dr. Rodolfo Mazzariello [51], fallecido el 24 de junio del 2011, que diseño diferentes tipos de pinzas para la "extracción incruenta" de litos residuales.

A partir de 1973, Burhenne38, establece la técnica que hasta la fecha es utilizada mundialmente lográndose el 96% de éxito. Describió la remoción de los litos residuales con un catéter y una canastilla tipo Dormia, bajo control fluoroscópico y circuito cerrado de TV.

En manos expertas y tomando en cuenta que ante un fracaso de extracción, teniendo la vía de acceso establecida, se puede intentar múltiples veces el procedimiento, aumentando en esta forma el porcentaje de éxitos que en nuestro medio es superior al 98%.

Para la realización del procedimiento no se requiere la hospitalización del paciente. Se programa como paciente de consulta externa ya que no se requiere de anestesia general. Ocasionalmente se aplica anestesia local a nivel de la piel por la molestia que se presenta con el manejo del catéter. En pacientes muy aprensivos o cuando los litos son muy grandes recurrimos a anestesia general.

La remoción de los litos se realiza a través del tracto fibroso que deja la sonda en "T" y para que dicho tracto este bien formado se requiere que transcurran como mínimo de 4 a 6 semanas.

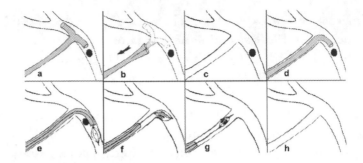

Fig.- 112.- Representación esquemática de los pasos a seguir en la extracción de litos residuales. a.- colangiografía a través de sonda "T" mostrando el lito en el colédoco, b.- remoción de la sonda "T", c.- presencia del tracto fibroso, d.- colocación del catéter guía orientándolo hacia el lito, e.- introducción a través de la luz del catéter guía de la canastilla de Dormia, f.- se atrapa el cálculo y g.- se extrae a través del tracto fibroso, h.- tracto fibroso patente lo que permite realizar una nueva colangiografía para verificar la ausencia de litos.

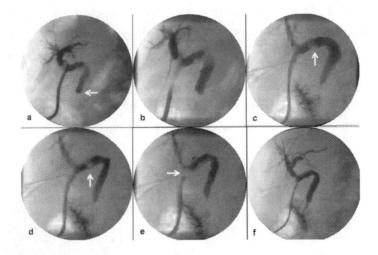

Fig.- 113.- Secuencia radiográfica de una extracción de lito. a.- Colangiografía a través de sonda "T" mostrando lito residual bloqueando el paso del opaco a duodeno (flecha), b.- remoción de La sonda "T", c.-introducción de catéter guía a través del tracto fibroso hasta colocarlo a un lado del lito, d.- se sitúa la canastilla de Dormia a nivel del lito y se gira para atraparlo y e.- ya fijo el cálculo es removido, f.- nueva colocación del catéter guía para la revisión final de las vías biliares.

El instrumental con el cual Burhenne describe la técnica de extracción de litos residuales[III] consiste en un mango que permite conectar un catéter radiopaco cuyo extremo distal se curva por la acción de cuatro alambres alojados en el espesor de la pared del catéter y que parten al extremo distal, y en el proximal se insertan en los ángulos de una placa cuadrilátera en cuyo centro existe una articulación de esfera la cual se acciona con el pulgar de la mano que sujeta el mango. Este aparato tiene una doble vía para instilar medio de contraste y manejar la canastilla u otro instrumento como es un cepillo para citología.

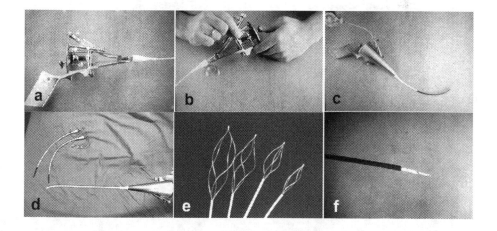

Fig.- 114.- Instrumental utilizado por Burhenne. a.-. Mango sin la cubierta protectora y con el catéter conectado, b.- con el pulgar se curva el extremo distal del catéter orientándolo bajo control fluoroscópico hacia el lito, c.- la doble vía permite además de inyectar el medio de contraste la introducción de la canastilla o un cepillo para estudio citológico e y f.

La canastilla de Dormia tiene una longitud de 55 cm. y se encuentra alojada en un catéter 5 Fr. Está formada por cuatro hilos de acero inoxidable en forma helicoidal y eran surtidas por el proveedor en cuatro versiones en relación al tamaño y separación entre ramas siendo de 9, 15, 20 y 25 cm., y la selección estará en relación al tamaño del cálculo. Los catéteres son de tres diferentes diámetros, 8, 12 y 14 Fr.

[III]   Medi-tech, Incorporated

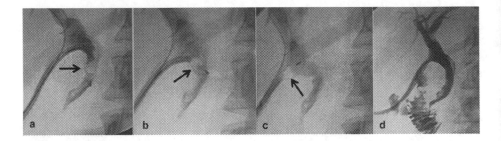

Fig.- 115.- a.- cálculo atrapado en la canastilla a nivel del colédoco, b.- el lito es traccionado para su extracción, c.- en el momento de salir de la vía biliar, revisión final corroborando la ausencia de litos.

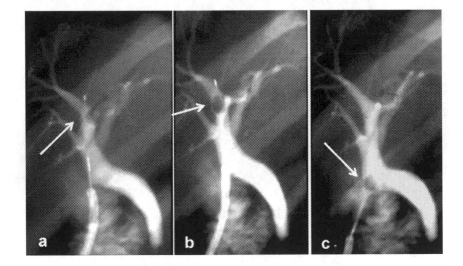

Fig.- 116.- Lito localizado en rama hepática derecha. a.- colocación de la canastilla dentro de su funda a un costado del lito, b.- desplazamiento de la funda para abrir la canastilla y atrapar el lito y c.- remoción del lito.

A excepción de las canastillas, este sofisticado instrumental fue sustituido completamente con material de la casa Kifa y correspondió aproximadamente a un tramo de catéter de 30 cm. de longitud, 8.5 Fr. con una luz de 1.8 mm. misma que acepta un catéter 5 Fr. que es el diámetro de la funda de la canastilla de Dormia del equipo Medi-tech. Una pequeña curva distal y el buen tono permite cateterizar el tracto fibroso y orientarlo hacia el conducto hepático o colédoco según estuviese localizado el lito.

Aun cuando el sistema Medi-tech es excelente la simplicidad al utilizar este pequeño catéter y la disminución de costos fue fundamental en dicha sustitución desde hace por lo menos 15 años.

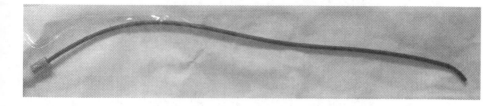

Fig.- 117.- Catéter Kifa gris de 8.5 Fr. Con luz de 1.8 mm. y 30 cm. de long

Las canastillas de 20 y 25 mm. son utilizadas cuando los cálculos exceden los 15 mm. de diámetro y nuestra experiencia nos ha indicado que cuando los litos son de gran tamaño o existen muchos es conveniente dejar 8 semanas la sonda "T" para tratar de no perder el tracto fibroso así como utilizar dos guías, una de seguridad y la otra de trabajo.

Uno de los instrumentos diseñados por Mazzariello son unas pinzas similares a las de Randall utilizadas por los cirujanos en la exploración de vías biliares. Esta pinza la he utilizado con excelentes resultados en litos de gran tamaño e impactados.

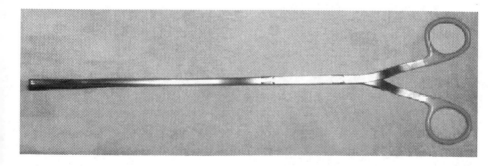

Fig.- 118.- Pinza de Mazzariello.

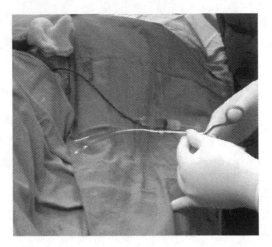

Fig.- 119.- Utilización de la pinza de Mazzariello.

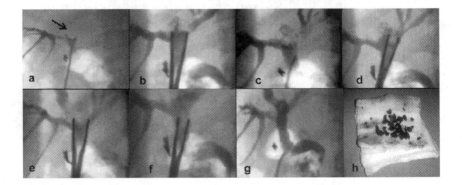

Fig.- 120.- Extracción con la pinza de Mazzariello. a.- colocación de sonda guía a nivel de la carina biliar mostrando únicamente una pequeña rama de hepático der. por la presencia de gran lito (flecha), b.- introducción de la pinza de Mazzariello con moderada fragmentación del cálculo pudiéndose apreciar una rama hepática izq. c.- litos fragmentados, d.- extracción de litos con la pinza, e.- pinzamiento del cálculo para su remoción f, g.- control final después de la extracción de los fragmentos del cálculo, h.- cálculo fragmentado.

Anteriormente se había mencionado que una de las causas de la litiasis residual era la presencia de variantes anatómicas como son las del conducto cístico y la unión tardía de los hepáticos derecho e izquierdo.

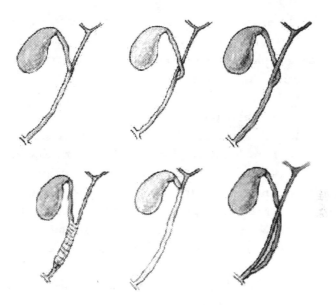

Fig.- 121.- Existe variante anatómica del c. cístico en más del 65% de los casos por su longitud y trayecto.

Los cálculos que se producen en la vesícula biliar pueden emigrar hacia el colédoco a través del conducto cístico o pueden quedar retenidos en el mismo y pasar inadvertidos durante el acto quirúrgico, y hacerse manifiestos con posterioridad. Este aspecto explica el por qué el cirujano se extraña de la presencia a litos después de haber realizado una cuidadosa revisión y exploración de las vías biliares durante la cirugía (se exploro el hepatocolédoco y se encontró libre de litos, no así el conducto cístico remanente el cual pasó inadvertido).

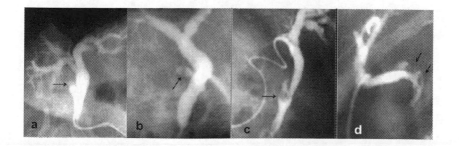

Fig.- 122.- a, b y c.- Presencia de lito residual en conducto cístico remanente, d.- dos litos en cístico remanente (flechas).

La extracción de estos litos puede ser motivo de fracaso. Hay que esperar que emigren al colédoco para tal efecto. En ocasiones el lito puede quedar atrapado dentro del conducto cístico y es donde la observación clínica estaría indicada.

Otro aspecto muy importante dentro de las variantes anatómicas como causa de litiasis residual reside en el hecho de la unión "tardía" del conducto hepático derecho con el izquierdo, quedando un colédoco muy corto. El conducto cístico principal referencia en la identificación del hepatocolédoco, puede desembocar por el motivo antes descrito en el conducto hepático derecho y durante la exploración de la vía biliar queda sin su evaluación el conducto hepático izquierdo y por ende la posible presencia de litos.

Cuando la sonda en "T" se encuentra en el hepático derecho y los litos están en este mismo conducto, su remoción no tiene complicaciones pero, si los litos están en el izquierdo, existe un buen problema técnico para la catéterización de este, la introducción de la canastilla y la extracción respectiva. Esto es factible pero lo más conveniente para no molestar mucho al paciente y disminuir la radiación al mismo y al personal de radiología, es extraer primero los litos localizados en el conducto hepático derecho y en el colédoco, dejar una sonda de nélaton de buen calibre para tener la vía de acceso patente e intentar en un segundo o tercer intento la extracción. Al formarse la bilis esta arrastra a los litos hasta el colédoco facilitando la remoción.

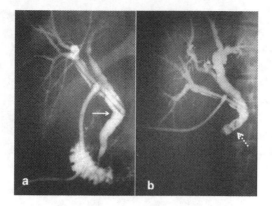

Fig.- 123.- Paciente con variante anatómica de unión de los hepáticos derecho e izquierdo, a.- normal, sin litiasis, b.- litos a nivel del colédoco (flecha).

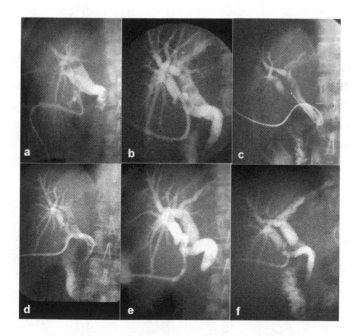

Fig.- 124.- a y b.- Variante anatómica apreciándose litos tanto en el conducto hepático derecho e izquierdo, c y d.- catéterización del hepático izquierdo y colocación de canastilla, la cual se luxa en el retiro, e.- en segunda oportunidad el cálculo se localiza en colédoco para su extracción, f.- control después de tres sesiones apreciándose la ausencia total de litos en vías biliares.

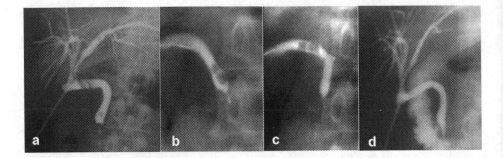

Fig.- 125.- a.- La inserción del conducto cístico puede ser en el hepático izquierdo, como en el presente caso en donde además se aprecian dos litos en porción distal del colédoco, b y c.- la extracción respectiva y d.- el control correspondiente.

Entre las causas de fracaso de la extracción de litos se encuentra cuando el tamaño del mismo es superior a 1.5 cm., sin embargo nosotros los hemos removido, para lo cual dejamos la sonda "T", ocho semanas para que al traccionar el lito se fracture y remover los fragmentos a continuación. Es conveniente trabajar con una guía de seguridad para no perder la vía de acceso; la pinza de Mazzariello tiene el mismo fin. Además del tamaño del lito, otro factor es el que la sonda en "T" sea delgada y con trayecto tortuoso, por lo que sugiere que al menos sea 12 Fr, el calibre de la misma y el trayecto sea lo más recto posible, de preferencia la salida a nivel subcostal y línea axilar anterior y no en la cara anterior del abdomen, algo utilizado muy frecuentemente por los cirujanos.

El trayecto de la sonda "T" es muy importante ya que permite al médico que va a extraer el lito tener las manos fuera del área de radiación.

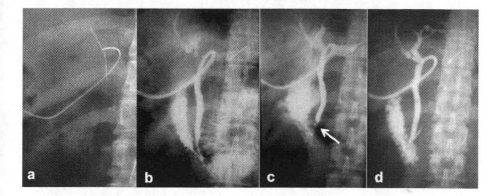

Fig.- 126.- a.- sonda "T" muy delgada y colocada en situación anterior, b.- después del retiro de la sonda "T" se logra la catéterización del hepatocolédoco, c.- presencia de lito (flecha), d.- con el catéter guía se empujó el lito hacia el duodeno y se verifica la eliminación del lito de la vía biliar.

BIBLIOGRAFIA

1 Revista de la asociación de Medicina Interna. Editorial del Dr. Alberto Lifshitz. Vol. 4, N°. 1 Marzo 1988

2 Margulis AR. Interventional diagnostic radiology – a new subspecialty. AJR Am J Roentgenol. 1967;99:761–2.

3 Monnier, J. P. –Manual de Radiodiagnóstico. Masson. 4, 1984

4 Baum S.: The radiologist intervenes. Editorial. N. Engl, J. Med. 1980; 302: 20-1141

5 Athanasoulis, C. A.: Therapeutic applications of angiography. First of two parts. N. Engl, J. Med. 1980; 302: 20-1117-1124

6 Athanasoulis, C. A.: Therapeutic applications of angiography. Second of two parts. N. Engl, J. Med. 1980; 302: 21-1174-1179

7 Kadir S,Kaufman SL, Barth KH y White RI Jr. Selected techniques in interventional radiology. W. B. Saunders co. 1982.

8 Dotter CT, Judkins MP: Transluminal treatment of arteriosclerotic obstruction: description of a new techn ique and a preliminary report of its application. Circulation 1964; 36:654

9 Nusbaum M, Baum S, Sakiyalak P, et al: Pharmacologic control of portal hypertension. Surgery 62:299, 1967

10   Baum S, Nusbaum M. The control of gastrointestinal hemorrhage by selective mesenteric arterial infusion of vaso- pressin. Radiology 1971;98:497-505

11   Rosch C, Dotter CT, Brown MJ: Selective arterial embolization. Radiology 1972; 103:303 – 306

12   Grüntzig A, Hopff M: Perkutane Rekanalisation chronischer arterieller Verschlusse mit einem neuer Dilatations Katheter: Modifikation der Dotter-Technik. Dtsch Med Wochenschr 1974; 99: 2502

13   Gianturco C, Anderson JH, Wallace S: Mechanical devices for arterial Occlusion. AJR 1975; 124:428-435

14   Pitt HA, Dooley WC, Yeo CJ, Cameron JL. Malignancies of the biliary tree. Curr Probl Surg 1995; 32:1-90.

15   Landis SH, Murray T, Bolden S, Wingo PA. Cancer statistics, 1998. CA Cancer J Clin 1998;48:6-29. [Errata, CA Cancer J Clin 1998;48:192, 329.]

16   Barke R. Die Geschichte der Röntgen Kontrastuntersuchungen. Röntgen Kohtrastmittel. Chemie-physiologie-Klinik. Thieme, Leipzig, 1970; 13-40

17   Grahaman, E. A.,Cole, W. H., H Cooper, G. H., and Moore, S. Simultaneous Colecistography and tests Of Hepatic and Renal Functions by a single new Substance Sodium Phenoltetraiodophtaleina. Preliminar Report. J.A.M.A. 86:467-468. Feb. 13 1926

18   Revista de Gastroenterología de México. Volumen 35 Noviembre-diciembre 1970. N° 210, pág. 427.

19   Hanafee WN, Weiner M: "Transjugular percutaneous cholangiography", Radiology, 88, 35 – 39,1967.

20 Buckhardt H, Müller W.:Versuche über die Punktion der Gallenblase und Ihre Röntgendarstellung. Dtsch Chirug 1921; 161-168.

21 Huard P, Do-Xuan-Hop D-X: La Ponction transhepatique des canaux biliares. Bull Soc Med Chir Indoch 15:1090. 1937

22 Leger L, Zara M, Arvay N: Cholangiographie et drainaje biliaire par Ponction transhepatique. Press Med 1952; 60: 936

23 Okuda K, Tanikawa K, Emura T, et al: Nonsurgical, percutaneous transhepatic cholangiograpy: diagnostic significance in medical problems of the liver. Am J Dis 1974; 19: 21-36

24 Atkinson MM, Happey G, Smiddy FG: Percutaneous transhepatic cholangiography. Gut 1:357,1960

25 Glean F, Evans JA, Mujahed Z et all:Percutaneous transhepatic Cholangiography. Ann Surg 156: 451 – 460, 1962.

26 Ahulung H O, Morales O: Svenska Lakartidn 60: 3684- 3691, Dec, 1963

27 Seldinger S I: Percutaneous transhepatic cholangiography. Acta Radiol (Suppl) 1966; 253: 1

28 Niloff, P. H.: A prosthesis for palliative tratment of obstructive jaundice due to cholangiocarcioma. Surg. Gynecol. Obstet., 135:610-611, 1972.

29 Molnar, W., and Stockum, A.E.: Relief of obstructive jaundice through percutaneous transhepatic catheter-a new therapeutic method. Am. J. Roentgenology., 122:356-367, 1974.

30 Tylen, U., Hoevels, J., and Vang, J.: Percutaneous transhepatic cholangiography with external drainage of obstructive biliary lesions. Surg. Gynecol. Obstet., 144:13-18, 1977.

31 Mori, K., Misumi, A., Sugiyama, et al.: Percutaneous transhepatic bile drainage. Ann. Surg., 185: 111-115, 1977

32 Hoevels, J., Lunderquist, A., and Ihse, I.: Percutaneos transhepatic intubation of bile ducts for combined internal-external drainage in preoperative and palliative treatment of obstructive jaundice. Gatrointest. Radiol., 3:23-31, 1978.

33 Pereiras, R., Rheingold, O., Hutson, D.,et al.: Relief of malignant obstructive jaundice by percutaneous insertion of a permanent prosthesis in the biliary tree. Ann. Intern. Med. 89:1978.

34 Burcharth, F.: A new endoprosthesis for nonoperative intubation of the biliary tract in malignant obstructive jaundice. Sur. Gynecol. Obstet., 146:76-78, 1978.

35 Ring, E., Oleaga, J., Freiman, D., et al.: Therapeutic applications of catheter cholangiography. Radioly, 128:333-338, 1978.

36 Nakayama T., Ikeda A., Okudo K.: Percutaneous Transhepatic drainage of the Biliary Tract. Gastroenterology 74: 554-559,1978

37 Ring, E. J., Mc Lean, G. K. Interventional Radiology: Principles and Techniques. Little Brown and Company, Boston, 1981, pag. 326.

38 Burhenne, H. J. Nonoperative retained biliary tract stone extraction: a new roentgenology technique. AJR 1973; 117:388-399.

39 Cameron L. J. Técnicas quirúrgicas. Procedimientos pancreáticos. Scientific American, Inc./ Editora Científica Medica Latinoamericana. Cáp. 12, 1997.

40 Nakayama T., Ikeda A., Okudo K.: Percutaneous Transhepatic drainage of the Biliary Tract. Gastroenterology 74: 554-559,1978

41 Feduska N. J., Deut T.and Lindenaver M. S. Results of Paliative operations for Carcinoma of the Pancreas. Arch. Surg. 1971, 103: 350.

42 Klatskin G. Adenocarcinoma of the hepatic duct at its bifurcation within the porta hepatis: an unusual tumor with distinctive clinical and pathological features. Am J Med 1965; 38:241-56.

43 Morillo, Aníbal J. M. D. Revista Colombiana de Radiología Vol. 17 No.3, 1970-1971, septiembre de 2006. Editorial.

44 Hedin, M.The origin of the word Stent. El origen de la palabra stent. Acta Radiol 1997 Nov; 38 (6):937-9.

45 Ramos Méndez P. Luis. "manejo de la estenosis biliar benigna con férulas intercambiables. Informe preliminar".Rev Mex Radiol 1997; 51:109-113

46 Colapinto RF, Stronell RD, BirchSJ. Et al. Creation o fan intrahepatic portosystemic shunt with a Grüntzing ballon catheter. Can Med Assoc J

47 Tipaldi L. A simplifield percutaneous hepatogastric drainage technique for malignant biliary obstruction. Cardiovascular-Intervent-Radiology 1995;18(5): 333-336.

48 Bismuth, H. Postoperativ strictures of the biliary duct. In L. H. Blumgart (ed.) The Biliary Tract. Clinical Surgery International. Vol. 5. Edinburgh. Churchill Livinstone. 1982. pp. 209-218

49 Marions O. Wiechel K.; Percutaneous Transhepatic Cholangiography; Indications, Technique, Complications and Diagnostic criteria., Opuscula Médica. 1974 suppl 32.

50 Mondet A. Técnica de la extracción incruenta de los cálculos en la litiasis residual del colédoco. *Bol Trab Soc Cir B Aires* 1962;46:278-290

51 Mazzarielo R. Removal of residual biliary tract calculi without reoperation. Surgery 1970;67:566-573